U0320223

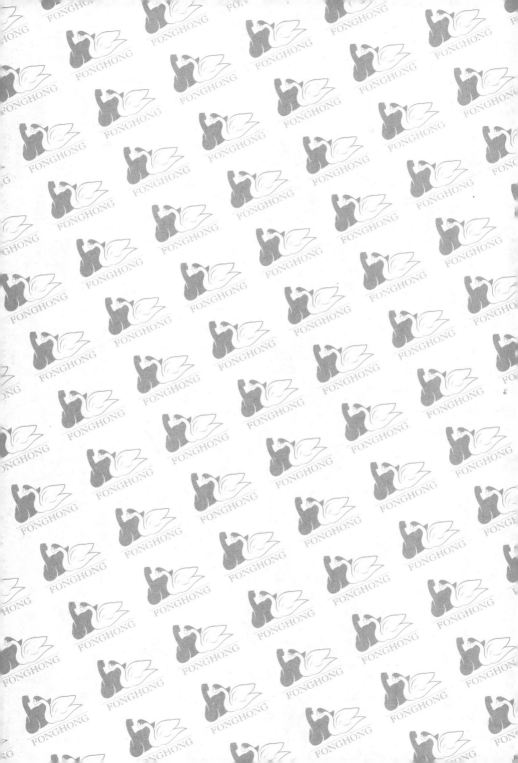

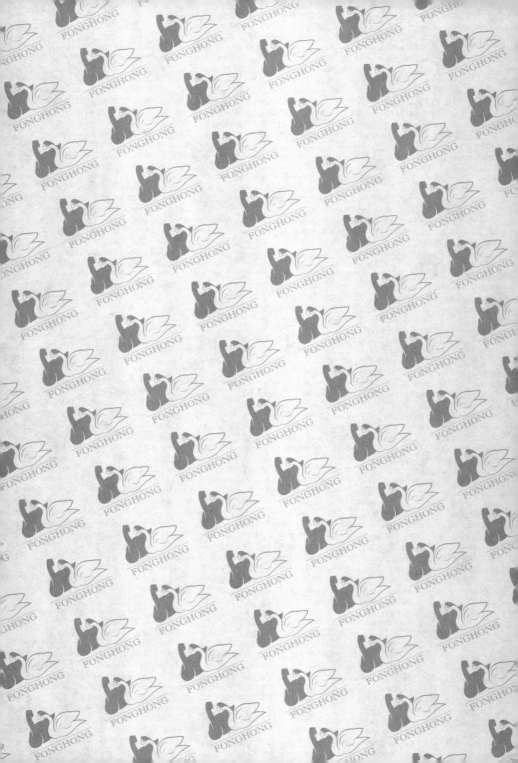

中国人应该这样用药
家庭中成药使用指南

中国人应该这样用药

家庭中成药使用指南

肖建喜　著

天津出版传媒集团

天津科学技术出版社

图书在版编目（CIP）数据

中国人应该这样用药：家庭中成药使用指南 / 肖建喜著. -- 天津：天津科学技术出版社, 2021.5

ISBN 978-7-5576-8896-7

Ⅰ.①中… Ⅱ.①肖… Ⅲ.①中成药—用药法—指南 Ⅳ.①R286-62

中国版本图书馆CIP数据核字（2021）第063196号

中国人应该这样用药：家庭中成药使用指南
ZHONGGUOREN YINGGAI ZHEYANG YONGYAO:
JIATING ZHONGCHENGYAO SHIYONG ZHINAN

责任编辑：孟祥刚

责任印制：兰　毅

出　　版：天津出版传媒集团
　　　　　天津科学技术出版社

地　　址：天津市西康路35号

邮　　编：300051

电　　话：（022）23332490

网　　址：www.tjkjcbs.com.cn

发　　行：新华书店经销

印　　刷：三河市金元印装有限公司

开本 880×1230　1/32　印张10.5　字数222 000

2021年5月第1版第1次印刷

定价：58.00元

目录

03　感冒发热，用药有讲究

04　脏腑疾病，这些药常备无患

08　孩子小病小痛，父母会对症下药

以前，家里有人得了病往往不知道从何下手，只能去医院，排队、挂号、抓药。自从我学了医，家里人有个头疼脑热的，还有些慢性病都来问我，好像就有了主心骨似的。但是，我因长年在外，不可能每次都能及时给家人做调理。所以，我想如果我能把一些家里经常会用到的中成药的祛病知识写出来，让家人对照着书就能自己解决一些小的毛病和慢性病，那即使我不在爸妈身边，也不用为他们的健康太过担心了。自己当自己的医生，不用靠别人，就靠古人留下来的古方，以及用古方制成的这些中成药，也能把自己的身体调理好。

中成药虽然好，但是我经常见到很多人手里拿着一瓶非处方的中成药，却因为看不懂说明书上晦涩的中医术语而不知所措。我觉得有必要专门写作这样一本书，给大家解说各种中成药针对哪些病症，到底怎么使用，将说明书上晦涩的语言写成大白话，让老百姓都能看得懂。另外，我想更有必要讲讲说明书上没有写到的很多中成药的最新使用方法，让大家经过简单学习就能够掌握从古至今众多著名医家的看家本领，自己就能调治平时的诸多常见病、慢性病。

在我学医的过程中，欣蒙各大名师赐教《黄帝内经》《伤寒论》《本草纲目》《针灸学》等课程，收获颇满！每得空闲，必跟随名老中医出诊学习，得以学到各科诊疗经验精华。后正式拜师于著名医家许能贵教授和易玮教授门下，虽主攻针灸，但仍钟情于中药和中成药。古代名医，多针药并施，废一不可，当初惊叹于"随手见功，应针取效"，但中药、中成药未尝不可"效如桴鼓相应"，何况乐意为亲戚朋友指导治病的我，现身在他乡，如果不懂中药和中成药，又不能当面为之针灸，岂不与当初选择学医治病救人的初衷相违背？

推而言之，对如我亲戚朋友一样的人来说，如果害怕针灸之痛，又不懂中医，不能自己用拔罐、刮痧等传统疗法来调理的话，那么中成药肯定是最优的选择了。况且，按照药王孙思邈的遗训，但凡有病之人，我们都要怀慈悲恻隐之心，用心体谅他们的痛苦，如果我能够教会他们在家里给自己治好疾病，真是善莫大焉！

中成药是现成的中药复方，是经典方剂的精华，既方便服用，效果又经得起历史的考验，我所要做的，就是好好讲讲到底如何使用中成药。而且根据对古籍的搜索整理和临床的摸索实践，我将针灸穴位与中成药结合起来，不仅有内服，还有中成药的外治法，内外兼治，效果非常不错。

众所周知，中医是根据证来用药的，中医讲究辨证论治。"证"

是由一组相关症状或体征所构成的。例如，血压高的老人，很多都会头昏目眩甚至胀痛、面红目赤、急躁心烦、容易发火，这一系列症状即组成了肝阳上亢之证。另外，同一种病可能有不同的证，如感冒有风寒和风热之分，这时就要分别用不同的中成药来治疗，这叫同病异治；不同的病可能表现出同一个证，如慢性肾炎、糖尿病都可以表现出肾阴虚证，都可用六味地黄丸来治疗。

鉴于此，我在本书中既讲到了家庭小药箱中多种常备中成药的治病方法，也分别讲到了常见病的中成药内服外治法，希望献给您的是一本真正看得懂、用得着的家庭中成药使用手册。

在本书的第1章，我给大家简单介绍了中成药的一些基础知识，教您认识一下中成药，包括使用中成药的一些注意事项、服药时间的讲究，以及挑选和存放的一些技巧和禁忌，您一定不能错过。

第2章，我选择了一些最常用、适用面最广的、家庭小药箱中必备的、经典一方多用中成药的使用方法。建议您家里平时一定要有，以备不时之需。

第3～8章，为了大家的使用方便，对病查药，我以疾病来索引，分别选取了内科、五官科、皮肤科、妇科、男科、儿科等各科疾病中最适合用中成药来调理的疾病。每种疾病基本都包括了内服法和方便安全的外治法。

在本书的最后，我将本书提到的常见中成药，按字母排序，做了一个索引，方便您更快捷地查到某一种中成药都有哪些用法，分别在书中的哪一页。最终只有一个目的，就是让您看得明白，用得方便。

　　这本书是我写给家人、朋友的，也送给您。希望您和家人都能从容不迫地去面对疾病。

肖建喜

中国人用药要懂这几条

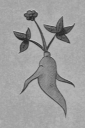

同病异治，异病同治

曾经有位美国朋友这样问我："难道你们中国人天生就会煎药吗？"在西方人看来，煎药这样的工作是必须由制药工程专业人员来完成的，他们对于中医给病人开出一堆中草药而让病人自己回家煎熬很是不解。也有人不信邪，想学学中国人自己煎药，却被不知情的邻居以制造毒气之嫌疑告到警察局。

这真是啼笑皆非的事情！但是不可否认，煎药对快节奏生活的现代人来说，也实在是一种"煎熬"。费时不说，其本身也不是一件容易之事，先煎后下、煎前浸泡、煎药用具、水量、火候及时间掌控都很讲究。而且，经过这"煎熬"出来的药也是得捏着鼻子才能咽下的。

又想要中草药的疗效，又懒得煎药，还不想捏着鼻子喝药汤子，世上有没有这种鱼与熊掌兼得的好事儿呢？

让我告诉您吧，中成药就能做到这一点。

简单地理解，中成药就是用一味或多味中药制作的现成的药，是可以像西药一样拿来就用的。而且通常情况下，中成药由多味中药组成，分为丸剂、片剂、散剂等多种剂型，剂型不同，使用方法不同。

我们去药房，常看到处方药和非处方药是被区分开的。处方药需凭医生处方购买，往往被锁在一个单独的药柜里面，患者一般不能自己接触到。购买非处方药则不需要处方，药品包装盒上标注着"OTC"字样，可以很方便地自行查看和选购。本书写的绝大部分药都是非处方药。一般来说，非处方的中成药比非处方西药使用起来更加安全。

构成中成药的中药大部分取自某些天然的植物、动物或矿物的整体或部分，这些动植物及矿物因其生长环境的不同而产生了各自的偏性。例如，锁阳野生于沙漠戈壁，其内有大热，用于补肾阳，治疗阳痿、早泄等效果颇佳；又如鳖，常年生存在水下，深得阴气之重，补阴之功非比寻常！

中药正是利用药材本身的偏性来补足人体之不足，从而达到使身体阴阳平衡、治病保健的作用，也就是"以偏纠偏"。

中成药是一个军团，中药则是"霰弹枪"

中药是多靶点的"霰弹枪"，霰弹有霰弹的好处，可以各个击破！当某一方面的力量不足时，借助其他中药一起来攻关，这就成了方剂。把沿用时间长、疗效确切的方剂做成现成的药，就成了中成药。

中成药的作用比单味中药更为强大！如果把一味中药比作一个连队，那么一种中成药堪称一个军团，这个军团各方面人员齐全，和谐统一。其中起主要作用的中药叫作君药，就像皇帝；起辅助作用的中药叫作臣药；协助君、臣药起治疗作用，或治疗次要症状，或消减君、臣药毒性的中药叫佐药。佐药不是一味地吹捧君、臣药，有时候也要唱唱反调，却是赤胆忠心、为大局考虑的；将药物引到所要治病的经脉或器官上面，或起到调和诸药作用的中药叫作使药，如甘草。

以桂枝合剂为例，桂枝合剂源于桂枝汤，君药即桂枝，温阳通络，发汗解表以祛除肌肤表面的风寒；臣药为白芍，味酸而具有收敛阴液（如汗液）的功能；二药相辅相成，桂枝本通过发汗而祛除风寒，有白芍则使发汗不至于太过；佐药是生姜和大枣，生姜帮助桂枝发散风寒，还可以和胃止呕，大枣补脾而壮中气，二药帮助治疗风寒感冒引起的呕吐、疲倦乏力、不欲饮食等症状；炙甘草调和诸药，为使药。诸药一起同仇敌忾，风寒自会闻风丧胆！

同仇敌忾，一病需多药

中医认为人体是一个有机的整体，五脏六腑都具有相关性。中成药的优势恰恰在于不是单纯地头痛医头，脚痛医脚，而是从相关的脏腑整体去调理。

有个病人跟我说，吃了我开的麻子仁丸后，不仅大便通畅了，而且冬天常发的支气管炎也好了，心情一好，脾胃功能也跟着改善了，整个人进入了一个良性循环。其实这就是中成药的整体观念。

另外，还有一个叫作辨证论治。比如说，同样都是便秘，也不是每个人都可以用三黄片解决的，肠胃有热会导致便秘，有寒也会导致便秘，您得先根据表现症状分清是哪种类型的便秘才行。

大便不通，肛门灼热，小便黄而频繁时，这是肠胃燥热证，须用麻子仁丸泄热行气通便；大便艰涩而小便清长，四肢不温，喜热怕冷，是阳虚便秘证，须用苁蓉通便口服液，效果才最好。这两个证型，如果用错了药，效果就会南辕北辙了。

生活中，您可能听说某人吃了某某中成药效果很好，但自己吃了以后效果却不明显，有时甚至适得其反，往往就是犯了没有辨证论治的错误。

一病需多药，也叫作同病异治，指的是同一个病可以归为不同的证，用不同的药物来治疗。

总之，您记住一点，中医中药是辨证论治的，是根据不同的证而选用不同中成药的，抓住了这个本质，就不会被纷繁复杂的术语和其他人的经验迷惑了。

铁肩担道义，一药治多病

上面说到，中成药是辨证论治的，也就是说中成药不是直接治"病"的，而是治"证"的。例如呕吐、烦躁各叫作一个症状，但是症状一般不是单独出现的，往往是多个有联系的症状同时出现。

例如某人有子宫脱垂、气少乏力、肢体倦怠、头昏目眩、舌淡苔白这五个症状，但这五个症状都是由一个原因引起的，那就是中气不足。

中气不足也叫脾气亏虚，可以理解为脾胃功能不好，最主要的表现是吃饭不香，或者吃进去的食物不能很好地被吸收，结果就是气血不足。这样，人就会没有力气，头晕目眩，舌苔白而淡。

另外，人体各器官都受到重力的吸引，有向下的趋势，如果人体中升举之力不够，器官就如同逆水行进的舟船，不进则退。所以，气血不足就没有升举之力，可能表现为子宫下垂、胃下垂、眼睑下垂等。

上述头晕目眩、没有力气等症状，看似跟子宫下垂没有什么联系，其实，它们都是由一个原因引起的，即中气不足，或者叫中气下陷。

看似不一样的病，都用补中益气丸提升中气就可以了。

同样地，云南白药可以治疗跌打损伤，也可以治疗妇科的痛经等病。通常表现为局部疼痛不适、舌质紫暗或有瘀斑的，可以归为气滞血瘀证的，就可以用云南白药治疗。

上面所说的情况，就叫一药治多病，也叫异病同治，即不同的病用同样的方法或药物来治疗，这其中的原因就是这些不同的病都是同样原因造成的，可以归结为同一个证，所以才用同一个药物治疗。

在本书的第 2 章，我尤其要跟您讲一些类似于云南白药、藿香正气水等在家庭中非常需要的一药治多病的中成药。本书不是一本洋洋大观的中成药百科词典，而是根据我的临床经验，包括在各位大师那里学到的，总结出来的最常用中成药的家庭自助综合疗法。

内服和外用，内外兼治

中成药有丸剂、口服液等多种剂型，因为大部分疾病都表现为内部器官或组织的病变，所以，中成药大部分以内服为主。内服中成药大部分为固态药，可以随身携带，伴着几口水，仰头吞下去即可，克服了汤药味苦的缺点，吸收也比较好。

但是，内服中成药也有它的缺点。有的人因为食道比较窄或其他原因，天生对药物难以下咽，更何况很多中成药一吃就是一大瓶盖，还有的中成药是大蜜丸，也需要事先分成小颗粒，比较麻烦。另外，中成药虽然非常安全，副作用很小，但是，我们也常看到有些中成药的说明书上写着"肝肾功能不全者慎用"之类的字样。是药三分毒，药物进入胃以后，不管怎样都会对胃肠造成一定的刺激，对肝肾也会造成一定的代谢负担。如果胃本来就不好，那还可能会引发胃部不适感，甚至呕吐。

内服药并不是绝对完美的，为了规避这个缺点，古往今来的大医师都非常推崇中成药的外治法。

外治法最不伤肝肾，更适合妇女儿童

药物外敷实际上属于经皮给药的范畴，药物经皮肤直接吸收入血，可以避免对内脏器官的不良影响。药物有效成分在血液中达到一定的程度即可起到治病的作用。中医认为皮肤是有孔窍的，能自由呼吸，所以，药物外敷在皮肤上是可以被人体吸收而达到治病作用的。

实际上，各种膏药、洗剂本身就是适于外治法的剂型。

中成药最神奇的地方在于，很多内服的药也可以通过外敷的方式达到归经、入血，治愈疾病的目的。很多时候，这样的方式反而更利于药物的吸收，更适用于某些人群或某些疾病。

人体各处皮肤厚度不同、功能不同，所以外敷法对皮肤是有所选择的。一般选择皮肤较薄处进行外敷，最常用的是肚脐（神阙穴）、脚心（涌泉穴）或与疾病相关的穴位。穴位是人体经络通于体表的孔窍，把药物贴敷在穴位上，就可以起到疏通经络、调节人体气血的作用。

那么哪些人更适合用外敷法来治病呢？一是对内服药难以下咽的人，二是脾胃功能不好的人。

我们常常看到，很多家长给小孩捏着鼻子灌药，最后孩子还是吐得稀里哗啦；还有，女性也会因为生理期的原因导致很多药不能吃。

所以，药物外敷的方法更适合妇女和儿童使用。妇女和儿童的皮肤含水量高，经皮肤吸收的速度比其他人群要快。从中医角度来讲，妇女和儿童的毛孔要比成年男性疏松很多，所以药物成分更容易进入身体，效果会更好。例如同样是桂枝合剂，用到成年男性身上的效果就不如妇女和儿童。孩子的各个脏腑器官都比较稚嫩，所以很多妈妈都不敢给孩子吃药，可是又不能看着孩子受罪不管，外敷法正好打消了妈妈们的顾虑。而且，儿童皮肤更嫩，药物进入机体循环更快，治病更迅速。

中成药外敷的方法及位置

像伤湿止痛膏、京万红软膏等本身就是外用的药，您直接按说明书使用就行了。这样的药都不能作为内服药。但是，很多的内服药却可以作为外敷药。拿内服药来外敷的话，需要稍加加工，具体有以下两种类型：

各种剂型内服药的外敷法

1. 内服药如果是水剂的，可以直接外用。例如藿香正气水可以外用治疗手足癣等真菌感染类的皮肤病；桂枝合剂直接涂在背部风门、肺俞等穴位，并用手揉按，可以治疗恶寒发热、头痛汗出的感冒。

2. 内服药如果是丸剂、散剂或片剂，外用时需先碾碎（如果外面包有糖衣需去掉），通常还需要加上白醋、水或蜂蜜等调匀后才能使用。

白醋、水和蜂蜜可以起到软化药物和皮肤的双重作用，还可以使药物和皮肤粘紧而不至于脱离。有的药则需要加上另外一种药水来调敷，目的是加强作用。书中的很多丸药，都有如此用法，例如脾胃虚寒、脘腹冷痛的患者，可用几颗附子理中丸或桂附理中丸压扁加白醋或生姜汁适量，调匀填敷肚脐。

内服药外敷的常用位置

外敷药贴的位置不尽相同，主要有以下几处：

最常用的是肚脐，也叫神阙穴。神阙穴是任脉的要穴，也是人体的黄金分割点，它与人体十二经脉相连，与五脏六腑相通，绝大部分疾病都可在此处敷贴药物治疗。中医有专门的"脐疗法"，将各种不同的药物敷贴在此处治疗不同的疾病。因为神阙处在肚腹之上，胃肠的相关疾病，用药物敷贴此处效果最佳。例如前面提到的"子宫脱垂、胃下垂"者就可用补中益气丸压扁，加白醋调匀，敷神阙穴。

其次是涌泉穴。涌泉是肾经的第一个穴位，有头部疾病或需引热下行的，可上病下取，将药物贴敷涌泉治病。例如各种头痛可用正天丸压扁加白醋调和，敷涌泉。

另外，跟心肾有关的疾病，都可以取此穴外敷，因为心主火，肾主水，水火必须交融才不至于生病。例如口腔溃疡可取吴茱萸打粉加适量白醋调和，敷涌泉穴。

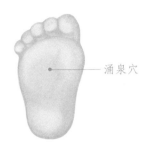

涌泉穴

最后则是具体病症取相关的穴位外敷。例如感冒、咳嗽、哮喘、过敏性鼻炎等肺系疾病，可以取相关的大杼、风门、肺俞等穴位进行外敷。

需要注意的一点是，皮肤容易过敏的人，外敷可能会引起局部皮肤红痒，应该尽量避免。

对于每一种疾病，我都尽可能介绍内外兼治的多种方法。如果

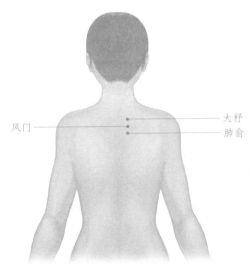

风门

大杼
肺俞

个体没有特殊情况，可以内外同用，内应外合，内外夹击，如此可以更快地攻克病邪，更有效地治愈疾病。

中成药常见剂型全知道

中成药的剂型，说起来得有 30 多种。我们通常见到的各种丸药，就属于丸剂；武侠小说里面通常出现各种药粉，一般是散剂；老人家腰痛贴的膏药，属于外用膏剂。下面我们逐一介绍一下主要的中成药剂型。

中成药最常见的剂型是丸、散和汤剂

丸剂 丸剂是将洗晒干净并且炮制好的中药，先用火焙干，再研磨成细粉，加上蜂蜜、水、米糊、糖等物质黏合在一起，制成的圆形的丸子药，又分成水丸、蜜丸、水蜜丸等几种。水丸是用水做黏合剂，特点是容易崩解，起效较快；蜜丸是用蜂蜜做黏合剂，蜂蜜本身也是一种补药，所以蜜丸通常用于制作滋补类的丸药，例如补中益气丸、乌鸡白凤丸等，起效相对水蜜丸慢一点；水蜜丸呢，顾名思义就是用水和蜜来做黏合剂的，起效速度介于水丸和蜜丸之间。

还有所谓浓缩丸，指将药物或部分药物的煎液或提取液浓缩成浸膏，与适宜的辅料或药物细粉制成的丸剂。浓缩丸的特点是体积小，便于服用，发挥药效好；同时利于保存，不易霉变。根据所用黏合剂不同，也分为浓缩水丸、浓缩蜜丸和浓缩水蜜丸。现在还有新型的滴丸，球形的外壳是由明胶等基质形成的柔韧的皮层，中间包裹着流质或者半流质的油状药物。滴丸特点是溶解快，起效迅速，常用于制作速效药物，如复方丹参滴丸等。

散剂　散剂是最古老的剂型。将药物研磨成细粉后，过筛把相对粗的筛除，然后分剂量包装。相对丸剂来说就省了加水、蜜等辅料黏合赋形的过程。如后面提到的云南白药，就属于散剂。小时候喉咙痛、口腔溃疡常用的喉风散、冰硼散，都属于散剂。因为制作简单，携带方便，内服外敷均有，所以古代走江湖的侠客常用散剂。

汤剂　汤剂是最常用的，就是用中药煎水而成的黑乎乎的汤水，因药方名多称某某汤而得名。现在中成药更常用合剂，是在汤剂应用的基础上改进发展起来的一种新剂型，指药材用水或其他溶剂，采用适宜方法提取，经浓缩制成的内服液体制剂。合剂往往是一整瓶，单剂量包装又称"口服液"。

冲剂或者称颗粒剂，是中药提取物加上蔗糖等适量辅料制成的剂型，一般用开水冲泡服用，味道易被接受，兼具汤剂、散剂两者的特点，但我还是把它归入汤剂的队列，在这里一并讲解。

糖浆是在合剂的基础上，加入了适当糖分而制成的，可以掩盖里面某些药物的气味，尤其适合儿童服用，如各类止咳糖浆，也可以归入汤剂的范畴。

三种常见剂型的特色对比

金元四大家之一、脾胃学说的创始人李东垣曾说："汤者荡也，去大病用之；散者散也，去急病用之；丸者缓也，舒缓而治之。"这句话比对了汤剂、散剂、丸剂三种常用剂型的特点。

汤者荡也，荡涤肠胃也，凡有大病，还是汤药来得快；横扫肠胃，祛除内伤，还是汤药好。散者散也，散剂往往是霰弹枪，既无水液混煮，也无水蜜黏合，但散兵游勇，却有利于各个击破，往往用于急病，内伤可以散结除痞，外伤更以散剂见效神速，如伤科多用七厘散散血和伤。所谓丸者缓也，丸剂相对于汤剂或散剂来说起作用是最慢的，故有此说法，一般适用于慢性、虚弱性疾病，如归脾丸、人参养荣丸等。

当然，上述所论，只是一般而言，并非绝对，如治急病的丸剂就有安宫牛黄丸、苏合香丸等。

其他中成药剂型简介

前面说到的膏药，分为内服煎膏剂和外用贴膏剂。

内服煎膏是将中药水煮三次，去渣浓缩后加上蜂蜜和糖制成的半流体的制剂，很多人吃过的蜜炼川贝枇杷膏就属于此类，一般具有滋补调理作用，跟丸剂一样，适合治疗慢性病或者滋补身体，冬天尤其适合。现在很多城市流行膏方滋补，就是医生根据患者体质情况量身定制膏方，跟药房里卖的现成膏剂不同，就好比量体裁衣和选购成衣的区别。因为很多滋补类的中药本身就是甜的，所以膏剂的味道是不错的，有时还会甜得发腻。

外用贴膏是把中药成分摊在膏布上面制成的剂型，常见的麝香风湿膏就是此类。因其辛香发散，往往贴膏药的人都带着一股异香而容易被人察觉。小时候我的家里总是充满这样一种味道，也许正是这种药香熏陶了我，使我后来做了中医吧。

中医与酒自古有着不解之缘，中成药也有酒剂，虎骨酒、国公酒……不知还有多少人记得。用中药浸泡在黄酒或者白酒中而提取的带着药味的酒，就是酒剂。秋风一起，不少朋友也喜欢叫我量身定制开个泡酒方，自己制作药酒用于冬季饮用。酒剂往往具有活血化瘀、祛风除湿、通痹止痛的功效。

此外，中成药剂型还有片剂、胶囊剂、针剂等。其中片剂跟丸剂差不多，因赋形剂不同而形状不同；胶囊剂跟散剂差不多，把药粉装进胶囊易于吞服；针剂也叫注射剂，是将中药有效成分提取以后在无菌操作条件下制成的灭菌制剂。

看明白药品说明，买药有主见

去药房买药，往往导购员或者药师会引导你到相应的货架，挑选自己需要的药，一般还会主动推荐一些比较贵的或者新的中成药。这个时候，您得自己有主见，最好自己看看药品说明书再决定。

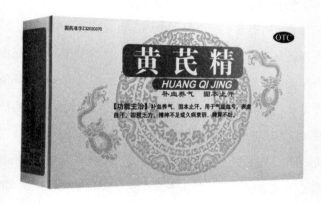

先认准国药准字和 OTC

我桌上放着一盒黄芪精，这是一种中成药，是我早前给脾虚不思饮食的女儿买的。

盒子正面左上角，写着"国药准字 Z……"国药准字，相当于一个药品的身份证，或者说准生证。

"国药准字"是药品生产单位在生产新药前，经国家食品药品监督管理总局严格审批后，取得的药品生产批准文号。只有获得此批准文号，药品才可以生产、销售。

它的格式是：国药准字 +1 位字母 +8 位数字，其中化学药品使用的字母为"H"，中成药使用的字母为"Z"，等等。

是不是中成药，以"国药准字 Z"为准，因为 Z 是"中"的拼音首字母。一般来说，中成药的药名中都带有某味中药或者功效，例如"六味地黄丸""补中益气丸"等。

没有国药准字的药其实不是药。有一类"国药健字"，有时候看起来跟中成药很相似。顾名思义，带有"国药健字"的是保健品，用于调节人体机能，提高人体抵御疾病的能力，改善亚健康状态，但不具备治疗疾病的作用。

此外，黄芪精盒子正面右上角，有一个绿色底的 OTC 字母标志，代表的是非处方药。

OTC 是 over the counter 的首字母缩写，是指那些不需要医生处方，消费者可直接在药房或药店中购取的药物。

而处方药没有特殊标志，没有非处方药标志的、标明国药准字号的都是处方药。非处方药也是由处方药转变而来，是经过长期应用、确认有疗效、质量稳定、非医疗专业人员也能安全使用的药物。

一般药房的处方药，都放在柜台里面，老百姓不能自取，柜台外的非处方药都是可以像超市里面的物品一样自由选购的。

然后看药品成分和功能主治

盒子正中间，也就是最显要的位置，一般都写着药品的大名。

这盒黄芪精，药名下面就是功能主治：补血养气，固本止汗。用于气虚血亏，表虚自汗，四肢乏力，精神不足或久病衰弱，脾胃不壮。

盒子侧面，最上面写着"成分"，主要是黄芪，辅料为炼蜜、橘子香精等。

功能主治是由成分决定的。

黄芪是所有中药里排名第一的补气药，芪者，耆也，是年老的意思，足见它补气药效之强。

所谓黄芪精，意思就是黄芪的精华。这个药是单味药，很多中成药是由多味药组成的。

单味药有单味的长处，单刀直入，直达病所，就如一个孤胆英雄。多味药就是协同作战，大家齐心协力，各取所长，团结力量大。

可既然黄芪是补气药，功能里面怎么又有"补血"之说呢？中医有个理论叫作"气为血之帅"，气是大将军，是元帅，血都是跟着气跑的，所以只要元帅好，麾下无弱旅。

老百姓说，人活一口气。把气补够了，等于人的各方面功能增强了，血自然也就充满了。

所以补血先补气，补气可以带动补血。这是第一个功能。

第二个功能"固本止汗"，也要从中医基础理论讲起。人活一口气，这个"气"的作用可多了，归结为一句话就是：维持人体的正常功能。

假如气不够，人就"少气懒言"，软软的，没力气，话也不想说，饭也吃不下。这类人往往比较肥胖，有人皮肤还很白，加起来就是"白白胖胖"。这类人有个典型的症状：动不动就出汗。为什么呢？就是气虚，气不够就控制不住汗，汗才会老是跑出来。要是劳累过度，汗就会出得更厉害，特别是夏天。反之，要是休息好了，气相对一点，出汗就少些。

为什么人到中年容易发胖？其实很大原因就是气虚。你想想，这个年龄段上有老下有小，自己还得拼命干，也没什么时间锻炼，甚至觉都不够睡，压力山大啊。中医讲"劳则气耗"，耗了就虚了，气这一虚，体内津液、气血输送就会受到影响，很多物质堆积下来，就会造成发胖。

黄芪特能补气，把气补足了，浑身有劲，神清气爽，就像是初出茅庐的小伙子。气一补足，也就能控制得住汗了，当然该出汗时还会出，但不会老冒汗，不会出现老百姓说的"虚汗"。

不光汗控制得住，您的大肚腩也控制得住，都是同样的一个道理。

说明书中的其他诸如规格、性状、贮藏，看清楚后照此办理就好了。

用法用量还是得按照说明书来使用，不要自己随意加量。

不良反应、注意事项在说明书里都有详细描述。

禁忌还是得遵守，一般吃药期间饮食清淡、不要吃牛羊肉等发物。

"是药三分毒"，用药须谨慎

中成药比西药安全，副作用小，而且，很多疾病通过内服和外治法相结合，都可以起到事半功倍的效果。尽管中成药有这么多优点，您在使用和保存中成药的时候，还是要注意一些事项；否则，不但达不到最好的效果，还有可能产生一些错误。

使用中成药的注意事项

1. 中成药治病是对证而不是单纯对病，不要听某人说治某病吃某药效果很好，就跟风吃，须根据自身体质和症状选择合适的中成药，只有真正适合自己的药才有特效！糖尿病、高血压、心脏病患者，请慎重自行选用中成药，最好有医生或药师当面指导。糖尿病患者服用中成药，请一定认准无糖型。

2. 小病自治，大病或急病还是去医院为佳。

3. 有些症状可能是大病的先兆，自行选购中成药之前须排除重大疾病的可能性，否则会延误病情。

4. 用药时，请严格遵照说明书或医嘱，切勿自行加药！

5. 用药 2 ～ 3 天未见疗效，请及时咨询医生或更换药物。

6. 本书所写之药，一般系经典古方，现代剂型不尽相同，有时一方可分多种剂型，请读者视情况掌握。

7. 与其他药物同时使用，请咨询医生或者药师。

8. 用药期间出现任何不适，请立即停药并咨询医生或药师。

9. 用药期间病情可能会发生改变，例如风寒感冒侵袭人体，如果此人年轻气盛，正气充足，可能会从阳化热，转为风热感冒，此时需适时调整药物。

10. 儿童使用成人药物，须酌情减量；儿童必须在成人的监护下用药。

未尽事宜，请参考相关正文、具体药物说明书，咨询相关专业人员。

中成药的服药时间说明

1. 一般治疗胃病或者对消化系统有影响的药在饭后半小时服用，但胃酸过多，或有腹泻症状的患者宜饭前服用或遵医嘱用药。

2. 治疗便秘的通便药，应空腹或半空腹服用。

3. 滋补类的中成药请空腹或者饭前半小时服用。

4. 治疗哮喘的平喘药物，最好在哮喘发作出现先兆症状，如咳嗽、胸闷、打喷嚏、流鼻涕等时就服用。

5. 治疗失眠的安神类中成药请于睡前半小时服用。

6. 治疗月经病的调经药，应根据病情遵医嘱于经前或经期服用不同的药物，切不可自行加药。

7. 其余类别一般没有特殊规定，均可统一安排在两餐之间或者晚餐与睡觉之间服用，或遵医嘱服用。

中成药的服用禁忌

1. 使用前须分清是内服还是外用，如果将外用药物内服，可能会引起中毒！

2. 药品过期或性状发生改变时禁止使用。

3. 一般药物，孕妇慎用！保险起见，孕妇最好不要使用任何药物。

4. 一般药物，收到较好效果时请停止使用，不可长期服用，否则可能引起中毒。

5. 有些药物可能会引起过敏反应，过敏体质者应慎用。

6. 服用中成药期间，特别在服用滋补类中药时，以不食萝卜、浓茶为佳，并禁食一切生冷、不易消化及刺激性食物。

7. 患哮喘、过敏性疾病（如过敏性皮肤病、过敏性鼻炎等）者，服药期间不能吃鱼、虾、蟹、韭菜、大蒜、辣椒等。

8. 中成药与西药同服时，应适当错开时间服用，间隔1小时最好。

如何挑选中成药

1. 本书所写之药，一般为正规药厂生产的，购买前请认准国药准字号。

2. 购买中成药，请特别留意生产日期，临近或者超过保质期的药物请不要使用。

3. 性状发生改变的药，即形、色、味有变化者，或者包装破损者，切勿购买使用。

4. 须严格按照书上所述选用中成药，"有此证用此药"，否则可能会适得其反。

5. 同一种中成药可能有不同的生产厂家，优先选择名牌老厂或有优良资质的企业所生产的药品。

6. 中成药品种很多，药名颇多相似，甚至出现同名异药的情况，在挑选时应注意根据说明书上药物的组成、功效、主治等，详加区别。

如何存放中成药

1. 一般药品，请密封保存于阴凉通风处，如果已开封而放置过久，即使在保质期内也不要再使用。

2. 中成药药片要放在深颜色的玻璃瓶里，避免受紫外线的影响。

3. 内服药和外用药要分开存放，不可用内服药瓶装外用药水。

4. 家庭储存中成药要有明确的标签，标签上应注明药物名称、组成、功效、主治、用法用量等。

5. 家用中成药不宜多存、久存，以免失效造成浪费。

6. 应定期检查所存药品，如出现臭味、虫蛀、霉变等应及时处理，不能再用。

7. 请将药品放在儿童接触不到的地方并教育儿童不去触碰。

8. 未尽事宜，请咨询医生或者药师。

02

中国家庭必备中成药

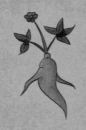

云南白药：还有其他很多妙用

云南白药是大家非常熟悉的药了，可是，一般人恐怕只知道它是治跌打损伤即各种瘀血出血之证的，其实，它还有其他很多妙用。

云南白药本名叫作万应百宝丹，简称百宝丹，以三七为主要成分，主要功效是活血祛瘀，消炎止痛，一般用于治疗跌打损伤、红肿疮毒、妇科血症、咽喉肿痛和慢性胃病等疾病，后更名为云南白药。

云南白药是1902年云南民间医生曲焕章研制出来的，一个多世纪以来，其发挥出了许多神奇的功效，堪称人世间的"灵丹妙药"。

1938年3月，台儿庄战役中，有一支来自云南的中国军队，如果战斗中谁受伤了，只要用云南白药往伤口上一抹，用绷带一包扎，立刻又能重返战场，而且，伤口很快就会愈合。

台儿庄战役后，曲焕章的百宝丹便在全国声名远扬。

云南白药在1949年以后的历次战争，特别是抗美援越战争中，都是作为战略储备物资的。在国际上，云南白药因其止血消炎的显著疗效而产生了重大的影响。

云南白药有哪些剂型

云南白药"家族"发展到现在，不断壮大。除了云南白药散及胶囊外，还有云南白药气雾剂、云南白药膏、云南白药创可贴等。

云南白药喷雾剂：共有两瓶，其中一瓶是保险液，用于比较重的闭合性跌打损伤。使用时，先喷上保险液，三分钟后再喷另外一瓶气雾剂。另外，除了通常治跌打损伤、瘀血肿痛的功效外，云南白药气雾剂还可以用于运动后肌肉酸痛及风湿、类风湿性关节疼痛等症。

云南白药膏：分为跌打损伤、瘀血肿痛和风湿三种类型，分别针对不同症状而加强了相关的疗效。

云南白药创可贴：用于小面积的开放性外科损伤，例如一点皮肤擦伤，或者切菜时不小心将手指弄破，都可以用云南白药创可贴来外贴，可以止血消炎，加速伤口愈合。

云南白药胶囊：对于吞服粉末比较困难的患者，可用云南白药胶囊，胶囊可将药物顺利送入胃中。胶囊的规格多是 0.25 克 / 粒，成人一般每次服用 1 ~ 2 粒，一日 3 ~ 4 次，小儿遵医嘱。

云南白药粉：一般直接撒在患处，或吹敷在溃疡等患处。有的时候还可用清水或米醋等调和来敷穴位。

云南白药有哪些功效

治跌打损伤：一般来说，对刀枪、跌打诸伤，伤情较轻者，出血用开水送服；瘀血肿痛及未出血者，用温黄酒送服。每次 0.25 ～ 0.5 克，每日 4 次（成人量，小儿遵医嘱酌减）。跌打损伤较重者，应先取一粒"保险子"以酒送服，再服药粉，可先行起到保险的作用。当然如果比较重的，还是建议送医处理。

治疗之时，除内服外，还可以取药粉适量直接外敷在尚未溃破的疮疡肿毒处。不过对于已经化脓的伤口，则不宜外敷（中医外科对待疮疡的原则是湿对湿，干对干，伤口已经化脓流水，一般只能用洗液）。

治妇科出血之症：云南白药还可以用于妇科血症，如痛经、闭经、月经不调、经血过多、崩漏（非月经期而阴道出血不止）、血带（白带带血）、产后瘀血等，每次 0.25 ～ 0.5 克，温黄酒送服，每日 4 次。经血过多和崩漏者宜温开水送服。

慢性胃炎和消化性溃疡出血：作为家庭急救，可用云南白药散或胶囊 0.5 克，温开水一次送服。

治痛经：月经前 2 ～ 4 天开始至月经期，每次服用 0.25 ～ 0.5 克（云南白药胶囊 1 ～ 2 粒），每日 4 次，用酒送服。

治产后恶露不尽：每次服用 0.25 ～ 0.5 克，每日 3 ～ 4 次，以黄酒送服最好，白开水送服也行。

治溃疡、冻疮：对于溃疡，用云南白药散吹敷于溃疡面，每日两三次，一般一两天即可治愈。对于冻疮，冬天初来之时即可在常患冻疮之处用白酒调敷适量白药散外敷包扎，连用两三天即可保证当季不再患。冻疮已经溃破者，可将白药粉直接撒在冻疮溃疡处，再用消毒纱布包扎。

治咽喉肿痛：咽喉肿痛者可用 0.25 克药粉吹入咽喉红肿处，让其先在表面起到活血消肿作用。药粉势必会随着唾液进入胃中，那也无妨。

治扁桃体炎：每次 0.3 ～ 0.4 克，每日 3 ～ 4 次，用温开水送服，5 天为一个疗程。

治湿疹：先用茶油涂搽患处，去掉黄痂，再用 100 克野菊花和少许盐煎水外洗患处，待微干后用药粉涂在患处。一直用到痊愈。

治牙痛：将药粉加温开水调成糊，塞在龋洞、牙周及牙根部。

治婴儿脐炎：先用生理盐水洗去患处的分泌物，然后将 1 克药粉均匀撒在患处，用消毒纱布敷盖包扎，隔日换药 1 次。

治腮腺炎：取药粉适量，用食醋或黄酒调成糊状，涂于患处，每日 3 次，2 ～ 3 日即可见效。

治小儿秋季腹泻：取药粉 1 克，用 60% ～ 70% 浓度的酒精调成糊状，敷于脐周并固定，连用 3 天。

治小面积烧烫伤：取药粉适量，用菜油、茶水调成稀糊状，敷于患处，每日 3 次，可止痛、促进伤口愈合并阻止疤痕形成。

治褥疮：将药粉溶于 75% 浓度的酒精中，调成稀糊状，用医用卫生棉签蘸取糊状药液，涂抹患处，每天 3 ～ 4 次。或用紫草油涂搽褥疮创面再外敷药粉，用无菌纱布覆盖，隔日换药 1 次。

治口腔溃疡：取少许药粉涂在黏膜溃疡面上，或用湿棉签蘸药粉后搽敷溃疡面，每日 3 ～ 6 次。一般患者在用药当日即可见效，两日就能愈合，较重的溃疡 4 天左右可以愈合。

治带状疱疹：取药粉适量，用菜油或食醋调成糊状，直接敷于患处，以能全部覆盖皮损为度，每日 2 次，一周左右皮损结痂愈合。云南白药有止痛止血及改善微循环之功效，能促使疱疹吸收，使疼痛缓解。

治血栓性外痔：将药粉用酒或 5% 浓度的酒精调成糊状，涂于患处，每日 3 ～ 5 次，一周左右可痊愈。尤其适用于初发外痔。

治输液后静脉炎：取药粉适量，用酒调成糊状，均匀地摊在无菌纱布上，敷于患处，用胶布固定，24 小时更换 1 次。干后滴酒，以保持湿润，直至疼痛消失、患处变软为止，一般 10 日可痊愈。如果是小面积的静脉炎，可自己切一薄片土豆，贴在患处，干了则换，很快就会好。

肖博士温馨提示

● 不可过量或长期使用云南白药，对内科及妇科的出血病症来说，云南白药只是起到治标止血的作用。比较严重的出血证，可能是因为其他疾病引起的，不能因为用药止血而忽视去医院的进一步治疗，耽误病情。

- 对刀枪、跌打诸伤，出血者用开水送服。
- 瘀血肿痛及未出血者，用温黄酒送服。每次用量 0.25 ～ 0.5 克，每日 4 次（成人量，小儿遵医嘱酌减）。
- 治疗各种疮疡肿毒初起，尚未溃破之时，除内服外，还可以取药粉适量直接外敷。不过对于已经化脓的伤口，则不宜外敷，只能用洗液。
- 服用云南白药一次用量不得超过 0.5 克，每日大剂量不应超过 4 克。大剂量服用可能会出现恶心呕吐、面色苍白、四肢厥冷等反应，严重者可致急性肾功能衰竭。对本品有中毒、过敏史或严重心律失常者及孕妇忌服。
- 服药期间，忌食蚕豆、鱼类和酸冷的食物。
- 服用本品后若出现上腹不适，灼心、恶心等现象，应立即减量或停药。

六神丸：想清热解毒、消炎止痛，就试它

六神丸的创制者是雷允，传说中他是一个乐善好施的商人，救济了很多贫苦百姓。有一次，他的孩子咽部肿烂，看了很多医生都没有效果，很是苦恼。一天深夜，一位衣着破烂的老人敲门乞讨饭

食，雷允不嫌不弃，忙叫厨师好饭好菜招待。饭毕老人用手指蘸水在桌上写下"牛黄"二字，转眼间就消失了！雷氏正纳闷着，又有一老人敲门求食，同样招待后，这位老人也写下二字"珍珠"；随即又有第三个、第四个、第五个和第六个老人来，他们分别写下"麝香""冰片""蟾酥""雄黄"。

雷氏灵机一动："这是神仙助我！"马上备齐6味药做成小丸给儿子服下，孩子很快就恢复健康了！为了纪念神仙相助，雷氏就把这种药叫作六神丸。

六神丸的组成

六神丸由牛黄、珍珠、麝香、冰片、蟾酥、雄黄这几味药组成。

牛黄，其实就是牛的胆结石。它可以治疗高热抽搐甚至昏迷，有很强的清热解毒功效，有治疗咽喉肿痛、口舌生疮的功效。

珍珠具有解毒生肌的作用，能治疗口疮、咽喉肿痛及糜烂等症。

冰片又名龙脑，具有清热、止痛、解毒的功效。

蟾酥，能止痛及解毒除秽，常用于治疗外科的疖子、无名肿毒、咽喉肿痛、齿龈疼痛等症。

雄黄也叫石黄，是一种含有硫化物的矿石，具有解毒杀虫、燥湿的功能。

麝香通络、消肿、行瘀、止痛，在外科与其他消肿、化瘀、止痛药合用，可治疗红肿痛疖、口咽糜烂等症。

由以上药物配伍组成的六神丸，具有清热解毒、消肿止痛、敛疮生肌的功效。

六神丸有哪些功效

治疗咽喉肿痛：直接按说明书服用六神丸。

治流行性腮腺炎：每次服六神丸 5～8 粒，一天 3 次。同时取六神丸 10 粒研成粉末，以食醋调和涂患处，可超过肿胀范围 0.5 厘米，用纱布固定，每天换 1 次药，大多 3 天可愈。

治口腔溃疡：利用六神丸抗炎、止痛、生肌、收口、抗病毒等功效，外涂或内服治疗口腔溃疡效果都很好。内服按说明书上所说的用，外敷取六神丸适量，用少量食醋浸泡至自然化开，用卫生棉签蘸取直接敷于溃疡面上即可。如果您用喉风散等喷剂直接喷没有作用，可试试这个方法，它的清热解毒作用更强！

治蚊虫叮咬：夏天里，蚊虫叮咬小孩的稚嫩皮肤也是妈妈们的一大烦心事。花露水不管用的时候，别忘了用六神丸试试。方法同上，把几粒六神丸用食醋化开，直接涂于孩子皮肤，不论多大多红的包，六神丸都可以把它们很快攻克下来！

治痛风：有痛风症的朋友，您也可以选用六神丸。把六神丸研成细末，每次用 10 粒，加大黄粉 10 克左右，清水适量，以使药粉湿黏但不稀散为度。将制好的膏剂直接敷在患处，包扎固定即可。每天换药 1～2 次，坚持一周左右，就能很好地缓解疼痛。

治急性附睾炎：急性附睾炎多发于青少年，一般是突然起病，患者怕冷，发热，阴睾肿大，阴囊在短时间内迅速增大，疼痛难忍。这时可用 5 粒六神丸与 10 克大黄混合研成细末，加米醋调成稀糊状，外敷在阴囊肿胀处，包扎好。每天换 1 次药，5 天为一个疗程。一般需坚持 2 ～ 3 个疗程方可达到消肿止痛的目的。

治粉刺：您是不是也在为脸上的粉刺烦恼呢？试试六神丸吧！先准备 10 ～ 15 粒六神丸和 1 瓶绿药膏，然后将六神丸研成细末，与绿药膏混合均匀备用。每天晚上常规洗脸后，将六神药膏涂在粉刺、双手心和双足心涌泉穴处，直到第二天早上再洗去药膏，每天 1 次，30 天为一个疗程，大概 1 ～ 2 个疗程后，您就可以和粉刺说拜拜啦。

治痱子：夏天天气潮湿闷热，宝宝的皮肤又很娇嫩，一个不留神就容易长痱子，用上花露水、爽身粉也还是不止痒。别急！六神丸来帮您。夏天在宝宝洗澡的时候，拿 5 ～ 10 粒六神丸，研细，加入洗澡水中，可以预防起痱子，对已经起痱子的宝宝，可用足 10 粒，有治疗作用。您也可以把六神丸溶解了湿敷在患处，很快就可以止痒啦！

治睑腺炎（麦粒肿）：得了睑腺炎（麦粒肿）的朋友也可选用六神丸外敷。您要先拿 10 粒六神丸，研成细末，把红霉素眼膏挤出来一些，将药粉倒在上面，用消毒棉签搅拌均匀，再外敷在患处，用敷料包扎好，用胶布固定，每天换药 1 次，坚持外敷 3 ～ 5 天，有清热解毒消肿的作用。

治带状疱疹：带状疱疹就是起在面部、身体局部的成簇的水疱，痛起来火烧火燎的，非常难受。把六神丸研成细末，用米醋调成糊，给患处局部消毒后，将药糊涂上去，外面用消毒纱布外敷，拿胶布固定好，每天换药 1 次，连用 5 ～ 7 天可以见效。不过还要提醒您，如果病情比较严重，除了带状疱疹外还有其他并发症的，还是应该及时去医院进行系统治疗，千万不要耽误病情。

治淋巴结炎：将 10 粒六神丸与适量的大黄粉混合均匀后，加清水调成糊状外敷在患处，用敷料包扎，胶布固定，每天换药 1 次，连用 5 天，能清热解毒，治疗淋巴结炎症。

总之，需要清热解毒、消炎止痛的病，可试试六神丸内服或外用。

肖博士温馨提示

六神丸里的蟾酥、雄黄是有毒的，服用时切勿过量，小孩用此药更要特别注意。另外，六神丸含麝香等成分，能引起子宫收缩，所以孕妇禁用。请记住，凡是含有麝香成分的药，孕妇都禁用。

藿香正气：不只是祛暑良方

藿香正气是一味家庭必备的中成药，夏天里，很多细心的家庭主妇都在家里备了藿香正气散或者藿香正气水。在很多人印象中，似乎藿香正气只是一种祛暑的中成药，其实不尽然。

藿香正气散（水）的药物组成

藿香正气散（水）由苍术、陈皮、厚朴（姜制）、白芷、茯苓、大腹皮、半夏、桔梗、甘草、广藿香、紫苏叶等药制成。其中大部分药为祛湿之药，兼有白芷等祛风寒之药。

藿香在中药中是排名第一的芳香化湿药。芳香的气味可化湿浊之气，醒脾健胃，发散风寒，对付湿浊中阻引起的呕吐；紫苏叶与白芷也是芳香的药，帮助藿香祛除外面的湿气；半夏、白术、厚朴和陈皮，帮助藿香清除里面的湿气，通过燥湿的功能直接把湿气吸收了；大腹皮和茯苓给湿气以出路：大腹皮下气行水，让湿气从大便出，茯苓健脾利湿，护脾胃的同时，让湿气从小便出；桔梗宣肺，调整人体气机，使上焦畅通，保证水气从下焦下去。

藿香正气系列药品有好几种，成分基本相同，主要是剂型不同，分为藿香正气丸、藿香正气水、藿香正气滴丸，起效时间依次加快。

藿香正气散（水）有哪些功效

治暑湿感冒：藿香正气水最常见的用法是对付夏天里的感冒、空调病等。单用藿香 15 ～ 30 克水煮或用开水泡开频饮，也能起到很好的效果。总的来说，藿香在这个方子里，既能治外之湿，又能治里之湿。其实，藿香祛风散寒的效果一点也不逊于祛湿，冬季受寒头痛，或者肚子冷痛，可马上喝一瓶藿香正气水，随着一股香气从里透出，病也马上好了。

治胃肠感冒：我们平时所说的胃肠感冒，表现症状为上吐下泻、头痛、恶心、腹胀腹痛，甚至还有点怕风怕冷，用上藿香正气散（水）就非常好。藿香正气水比藿香正气散效果来得更快一些。但如果拉的大便是红白相间的，甚至还有黏液，那就很可能是细菌性痢疾了，这时必须尽快去医院治疗，并且要防止粪便污染。

治水土不服：一般的水土不服表现为消化不良或者上吐下泻，这时候用上藿香正气散（水），效果常常会出乎意料！

出差时，一定别忘了带上藿香正气散（水）。无论在车上，还是新到一个住处，都可以先吃上一包（支）藿香正气散（水）。可能很多人不喜欢水剂刺鼻的味道，那就可以选择吃散剂，现在还有藿香正气软胶囊，效果都很好，只是起效比水剂来得稍慢一些。如果想要起效更快，建议用藿香正气滴丸，直接舌下含服。

抗真菌，治癣病：藿香正气水治疗手癣、足癣、股癣和体癣效果也很好，它有相当强的抗真菌感染的作用。用的时候直接打开瓶盖涂在患处，一天 3 ～ 5 次即可。治病机理也还是一样的，因为癣也是由湿热引发的。

治小儿感冒：孩子感冒了，尤其是风寒型的感冒，那您可以通过每天早晚给孩子泡脚的方式来缓解孩子的不适。在泡脚的温水中加入 1 ～ 2 支藿香正气水，效果非常好。每次泡脚 30 分钟左右，连泡 3 天左右，可很好地祛风散寒。

治小儿呕吐：对付孩子因感受风寒所致胃肠道感冒呕吐之症，用藿香正气水再好不过了。第一个方法是用藿香正气水将吴茱萸粉末调成糊，敷在肚脐处，用医用纱布固定。每天换 1 次药，连续敷 3 天左右。也可以直接将纱布在藿香正气水里面浸泡一下，然后给孩子敷在肚脐上，上面再盖一块干的纱布并固定住，也是每天换 1 次药，连续敷 3 天左右。

治小儿腹痛：小孩子受寒肚子痛了，赶紧用藿香正气水将吴茱萸粉末调成糊状，敷在肚脐上，外用医用纱布固定。每天换 1 次药，坚持 2 ～ 3 天。

治小儿腹泻：将丁香和肉桂各等分，研末，每次取适量，用藿香正气水调匀，外敷在肚脐处，再用伤湿止痛膏固定。每天换 1 次药，连用 3 天。

治小儿厌食：将适量吴茱萸粉末用藿香正气水调成糊，敷在肚脐上，再用伤湿止痛膏固定。每天换 1 次药，坚持 3 天左右，可换来孩子的好胃口。

治男性阴囊湿疹：阴囊湿疹是男性会阴部阴囊炎性过敏皮肤病，

主要表现为阴囊部皮肤潮红、增生。可用消毒棉签蘸着藿香正气水涂搽患处，每天 3 ～ 5 次，连用 3 ～ 5 天，能达到祛湿止痒的效果。

*治老年人的皮肤瘙痒症：*随着年龄增大，我们的皮肤也会慢慢老化，变得容易干燥，还总是莫名其妙地瘙痒。其实您只需要在洗澡的时候，加入 2 ～ 3 支藿香正气水，连续使用 5 ～ 7 天就可以有效止痒。

*治荨麻疹：*荨麻疹是一种很常见的皮肤病，发作的时候全身皮肤瘙痒，还会出现大小不等的红色或者白色的风团，受风或者在潮湿的环境里更容易发作。如果出现这种情况，您也可以选择藿香正气水，操作很简单，只需要用消毒棉签蘸药液外擦在瘙痒最厉害的地方就可以了。每天 3 ～ 5 次，坚持 3 ～ 5 天，有祛湿止痒的功效。

六味地黄丸：出身名门的补肾佳品

现代人劳累过度，不重养生，往往容易肾虚。而说到肾虚，人们立马会想到六味地黄丸。不过，它能治的病可不止肾虚一种。

要知道，这小小的丸药，可是"出身名门"呢。

六味地黄丸的前身是桂附地黄丸（又叫金匮肾气丸），是"医圣"张仲景创制的。这就相当于六味地黄丸间接地也是医圣的"孩子"，可谓出身高贵。

六味地黄丸源于宋代儿科专家钱乙所著《小儿药证直诀》，原名地黄丸，主治小儿生长迟缓、发育不良。但是钱乙肯定不会想到，六味地黄丸会在以后的日子发扬光大，成为滋阴补肾、养生保健的千年良药，直到今天，仍广泛运用于临床。钱乙是医学大家，在治疗小儿疾病方面水平奇高，被誉为"儿科圣手"，是绝对青史留名的人物。

现在你明白了吧，这听上去名字很普通的药，可是医圣和圣手的馈赠呢。

六味地黄丸的药物组成

六味地黄丸由熟地黄、山茱萸、山药、泽泻、茯苓和牡丹皮6味药组成，其中熟地黄有滋肾阴的功效，山茱萸可以滋肾养肝，山药滋肾补脾，三药肾肝脾三阴同补；泽泻配熟地黄使滋补不腻，牡丹皮可以清泻肝火，茯苓可以渗脾湿，众药合用就成了人们所熟知的补肾名方六味地黄丸了。其实，除了补肾它还有很多妙用呢。

六味地黄丸及其"表亲"有哪些功效

治肾虚、阳痿：我的一个好朋友，患阳痿几个月，羞于看医生，于是求助于我。其时他自己已经在药店偷偷买过所谓的壮阳药，但往往只能"一时性起"。我看他虽然看起来十分壮实，但表情焦虑不安，他说自己心慌得厉害，在厕所里小便时，若有人与他一起小便自己就排不出来，越急心里越慌，小便越是出不来，自己很是苦恼。

性生活质量也不是很好，勉强进行后，往往要出一身大汗，然后就觉得浑身乏力，腰膝酸软，以致影响第二天工作。他怕这样下去，连贤惠的老婆都要看不起他了。

这点小毛病，容易治！

都说肾虚，其实至少分阳虚、阴虚两种。阴阳就好比蜡烛燃烧，蜡烛本身属阴，代表物质，燃烧这点热火，属阳，属于功能。阳虚表现为怕冷，舌淡苔白，就好比蜡烛的芯太短，火太小；阴虚表现为发热，舌红苔少，就好比蜡不够了，这样也很快就会熄火了。

我这个朋友体壮如牛，并不怕冷；反而心烦意乱，舌红少苔，这分明是阴虚而不是阳虚。一味地壮阳补火，而蜡却不够，火越大熄火更快。相反地，这个时候应该补阴，把构成烛体的蜡补足了，火就慢慢会大起来。

我让他买六味地黄丸按说明服用。半个月后，他开心地告诉我："问题都解决了！"

肾，乃先天之本，负责濡养骨头、生出精髓以及恩爱之事，所以要想夫妻和谐，如经辨证属肾阴虚，一定别忘了六味地黄丸。

治血精：男子的精液也是肾的精华，所以血精这个毛病就是肾出问题了，而我就用六味地黄丸治过多例血精患者。

血精，也就是精液中带血了，一般多为暗红色，在西医称为精囊炎，多附带于慢性前列腺炎而发病。曾有一年轻小伙子找我看病，开始觉得难以启齿，在我的耐心劝慰下他终于说出病情。原来他在外打工，二十好几了还没有女朋友，于是经常手淫以发泄，有时一日达两三次，但是手淫过后，自己内心又很后悔。事后意念一来，又开始手淫。慢慢地，每次手淫后他就有了腰膝酸软、小腹胀闷的感觉。有一两次，居然发现精液里有红色的成分，后来红色越来越多，久而久之，即使没有手淫也有腰膝酸软的症状，而且小便呈浓茶样，还有涩痛的感觉。到医院一检查，精液中含红细胞和白细胞。

我首先告诉他，手淫也是发泄的一种办法，是人之常情，很多人都有过，大可不必内心过度自责，但是也不可过度。随后我给他开了知柏地黄丸（在六味地黄丸的基础上加了知母、黄柏），并嘱咐其努力工作，适当运动，尽量戒除手淫，并且每日用热水洗澡并热敷阴部。两周后复诊，他说血精及小便涩痛的症状减轻了。我让他继续买知柏地黄丸按说明服用，两个月后再检查就已经全好了。

治糖尿病：有的糖尿病人，表现为尿频量多，口干舌燥，大便秘结，舌质也比较红，属于肾阴虚型。可以选用六味地黄口服液，每次1支，每天3次。

治妇女更年期综合征：每天1丸，早晚各服半丸。一般服用3个月后，潮红潮热、出汗、心悸、焦虑、失眠等症状就会得到缓解。

治病理性室性早搏：一般服用六味地黄丸2盒左右，患者心慌心悸的症状可以得到明显的改善。

治复发型口疮：口服，每次1丸，每天2～3次，可以治疗反复发作的口疮。

治眼病：老年性白内障患者服用六味地黄丸，可明显提高视力，改善视物模糊、晶体混浊等症。此外，六味地黄丸对治疗外伤性角膜溃病、慢性葡萄膜炎、青光眼睫状体炎综合征等也有一定疗效。亦有明目地黄丸，是在六味地黄丸的基础上加了当归、白芍、枸杞、菊花等养肝明目的中药。

治肾虚型的腰痛：对于肾阴虚型的腰痛，表现为腰部酸软，喜得揉按，劳累之后症状会更加明显的，治疗上可以选用六味地黄丸，每次 9 克，每天 3 次口服。

肖博士温馨提示

- 服药期间饮食应清淡，忌辛辣食物。
- 不宜在服药期间服感冒药。
- 服药期间出现食欲不振、胃脘不适、大便稀、腹痛等症状时，应去医院就诊。
- 服药 2 周后症状未改善，应去医院就诊。
- 按照说明书上写的用法用量服用，孕妇、小儿应在医师指导下服用。
- 对本品过敏者禁用，过敏体质者慎用。
- 正在使用其他药品，使用本品前请咨询医师或药师。
- 六味地黄丸一般分大蜜丸和小蜜丸，小的容易服用，大的需要嚼碎或者分成小的再服用。上文中说 1 丸的，如无特别说明，指的都是大蜜丸。

逍遥丸：养血调肝实力派

逍遥丸来自逍遥散，这个养血调肝的实力派明星，诞生于中国第一部方剂专著《太平惠民和剂局方》。它由柴胡、当归、茯苓、芍药、白术、甘草等药物组成。

其中柴胡疏肝解郁，当归养血和血，芍药养血柔肝，白术、茯苓健脾利湿，薄荷、煨姜辅佐柴胡调达肝气，甘草调和众药，诸药合用可以起到疏肝解郁、健脾养血的作用。

临床上为了使用方便，将逍遥散制成逍遥丸，它可以调肝健脾，对于情绪刺激导致的各种机体失调都大有好处。

逍遥丸的各种剂型

逍遥丸"家族"除了逍遥散及逍遥丸外，还有逍遥口服液、逍遥颗粒和逍遥胶囊。

逍遥胶囊每粒装 0.34 克，有疏肝健脾、养血调经的作用。可以用来治疗胸闷胸胀、头晕目眩、食欲不振、月经不调等。口服，一次 2～4 粒，一天 3 次。对于吞服胶囊或者丸剂比较困难的患者，可用逍遥口服液或逍遥颗粒。口服液每支 10 毫升，每日 2 次。逍遥颗粒每包 15 克，一次一包，一日 2 次。

逍遥丸还有很多用途，您且一一往下看。

逍遥丸有哪些功效

治月经不调：调经是逍遥丸最为大家所熟悉的用途。不少女性朋友心思敏感、细腻，很容易出现情绪低落、抑郁忧虑。一段时间下来，月经周期就紊乱了，或者月经的出血量、颜色发生改变，或者痛经严重、血块多，或者胸胁及乳房胀痛明显，伴有精神倦怠、食欲不振等。一旦出现这样的情况，您就可以服用逍遥丸。

治乳腺小叶增生：如果您乳房内出现大小不等的肿块及局部疼痛，且这种疼痛在情绪抑郁或生气时容易加重，有时还会出现痛经等症状，可口服逍遥颗粒，每次 9 克，每日 2 次。如果服药 3 天后症状没有缓解，应该尽快去医院进行系统治疗。

祛除雀斑：每天吃一次逍遥丸，还能很好地祛除雀斑，让您做一个无斑美人儿。每天服用逍遥丸 1 次，每次 9 克。但是，服用前一定要"辨证"，因为造成雀斑的原因很多，而逍遥丸只适用于因为肝郁导致的雀斑，表现为情绪抑郁或烦躁，失眠，胸闷胀，月经色暗有血块、痛经等。

治胃痛：有的朋友只要一生气就容易胃痛、胃胀，有时还伴有便秘等症状。这个时候您可以选用逍遥丸来疏肝理气。用法是：每次 9 克，每天 3 次，口服。

也可以将 10 粒逍遥丸研细，用适量的清水调成糊，外敷在肚脐处，上面放置少许食盐，再用黄豆粒大小的艾粒灸，每次灸 3 ～ 5 壮，隔一天灸一次，连用 1 ～ 3 天。

治慢性胆囊炎：对于有肋部疼痛，胃胀，总是爱叹气，情绪不好病情就会加重的慢性胆囊炎患者，我推荐您试试逍遥丸。用法是：每次9克，每天3次，口服。

治腹泻：有的朋友，情绪紧张或者生气后就会腹痛腹泻，平时也总是感觉胸闷，总是唉声叹气，食欲也不好。对于这种情况，逍遥丸可以帮您的忙。每次6～9克，每天3次，口服即可。

治阳痿：男人阳痿，同时伴有情绪抑郁、胸闷、叹气、肋部胀痛、舌质暗红，中医诊断为肝气郁滞的，治疗上可用逍遥丸口服，每次10克，每天3次。

治更年期综合征：对于女性更年期的各种表现我们都不陌生，但是谈到男性更年期恐怕就很少有人了解了。其实男性的工作压力更大，精神总是处在高度紧张的状态，到50岁左右也会迎来更年期。如果有情绪抑郁或者是烦躁易怒、胸闷、总是叹气、食欲不振、腹痛腹泻等症状，就可以用到逍遥丸，每次10克，每天2次，口服。

肖博士温馨提示

- 服药期间应该避免食用生冷、油腻、难消化的食物。
- 服药期间要保持情绪乐观，切忌生气恼怒。
- 有高血压、心脏病、肝病、糖尿病、肾病等严重慢性病的人应在医师指导下服用，切忌自己随便加药。

- 平时月经正常，突然出现经量过多、经期延长，或月经过少、经期错后，或阴道不规则出血者，应去医院就诊。

- 儿童、年老体弱、孕妇、哺乳期妇女及月经量多者应在医师指导下服用。

- 服药 3 天症状无缓解，应去医院就诊。

- 对本品过敏者禁用，过敏体质者慎用。

- 本品性状发生改变时禁止使用。

- 儿童必须在成人监护下使用。

- 正在使用其他药品，使用本品前请咨询医师或药师。

狗皮膏药：应对一切虚寒的疼痛

人们常常把"走江湖"的游医叫作"卖狗皮膏药的"，并由此引申开来，把骗子或者说话不靠谱的人都冠以此名，实际上，这对狗皮膏来说实在是一个莫大的冤枉。

狗皮膏是一味祛风散寒、活血止痛的良药，可以治疗风湿、腰腿痛等很多种疾病，而且效果极好！

狗皮膏已经有好几百年的历史了，最初是将药粉配制好以后平摊于兽皮或者布上面的。而在以前，狗是最常见的家兽之一，所以

048

它的皮经常被用来摊药膏，狗皮膏药因此而得名。

狗皮膏药的组成

狗皮膏的组成极其复杂，有生川乌、生草乌、羌活、独活、青风藤、香加皮、防风、威灵仙、苍术、蛇床子、麻黄、高良姜、小茴香、官桂、当归、赤芍、木瓜、苏木、大黄、油松节、续断、川芎、白芷、乳香、没药、冰片、樟脑、丁香、肉桂，共 29 味药。

大家可能有一个直观的印象，就是膏药或者丸药的成分通常都比较多，比较复杂。这是因为膏药或丸药都是已经做好的药，比较易于携带及使用，适合的人群比较广泛，所以通常药物成分也比较多。

这 29 味药，可能有些人比较熟悉。川乌、草乌、羌活、独活、青风藤、香加皮、防风、威灵仙、油松节等均是祛风湿的上等好药；当归、赤芍、苏木、大黄、川芎、乳香、没药等有活血化瘀之效；而苍术、木瓜、蛇床子等可加强祛湿之效，高良姜、小茴香、丁香、肉桂等有温通之功，冰片、樟脑因其特殊香味而能止痛。众药合用，既能祛风湿散风寒，还能活血止痛。

狗皮膏药有哪些功效

对一切虚寒的疼痛、麻木，都可以用狗皮膏外贴。那么什么是虚寒的疼痛呢？一般来说，病程比较长、未见局部红肿的疼痛，特别是老年人的腰腿痛，很多都是虚寒型的。老年人久经风霜，年老体衰，肝肾亏虚，容易导致腰腿疼痛，甚至还有筋脉拘挛、麻木感，如肩周炎、骨质增生、风湿性关节炎等。这些都可以用狗皮膏外贴，比一般的风湿膏之类效果要好很多。

对老人因为腰椎间盘突出造成的腰腿疼痛，常有腰膝酸软，五心烦热之证的，如果服用六味地黄丸效果不明显，那建议在服用左归丸加强补肾阴之力的同时，外用狗皮膏贴敷。一般一周后就有非常明显的改善。

以上说的基本都属于慢性病，对于一些突发急症，狗皮膏同样是一贴好药！

治跌打损伤，闪腰岔气：人难免有个跌打损伤、闪腰岔气的，特别是广大体力劳动者，也可以用狗皮膏来治疗，一般适用于未见皮肤破损的，如果皮肤破损还贴膏药会导致皮肤溃烂，以致加重病情。

我记得读书时，课后一个同学顽皮跳跃，不慎扭伤脚踝，痛得他嗷嗷直叫，脚踝眼看着就肿了。这时教中医外科的教授从包里从容地拿出一贴狗皮膏，迅速帮其贴上，一节课下来，伤处已红消肿退，大家皆为之惊愕。想不到我们祖先创制的膏药如此神奇！至于闪腰岔气之类，贴于患处，治愈无数，已不足为道了！

治肚子痛：冬日受寒肚子冷痛，咕咕直叫，甚至频繁上厕所者，是为内部脾胃虚寒或者外感风寒，总之不管内外，用狗皮膏一贴，以肚脐为中心贴住，马上感到一股热流注入腹中，冷痛即愈！妇人经行腹痛，喜温喜按者，也是虚寒之证，用狗皮膏贴于小腹正中，也能够很快缓解。对于大腹小腹经常疼痛者，家里还是常备狗皮膏吧！

狗皮膏药的贴法

贴狗皮膏的用法也十分讲究，须先用生姜切片擦患处皮肤，这样做有两个好处：一来用生姜散寒除湿，二来可以洁净皮肤，以利于膏药贴得稳当。另外，如果不是在夏天，膏药一般还需加温软化一下，黏性才能增强。

但是正因为膏药黏性太强，有时将膏药撕下来以后皮肤上还留下难以除掉的污渍。这个一般不用太担心，皮肤是会自行分泌油脂的，今天弄不下来，过一两天就很容易弄掉了。如果实在觉得碍于美观想立刻除掉，可用少许酒精或者食醋涂在上面，很快就可以去掉。

有的朋友对膏药过敏，在贴过膏药之后发现被贴处皮肤变红，有时还长出一些小疹子，奇痒无比。这时候切不可在上面涂万花油或者消毒酒精一类，这样只会加重刺激。一般揭除后即可自行缓解。如果比较严重，可用氟轻松或者皮炎平软膏外涂。不过，属过敏体质的朋友，膏药一类的最好还是不要贴了。

京万红软膏：对小面积烧伤、烫伤疗效好

孩子年少无知，活泼好动，常常玩火自伤，或者碰翻开水壶，导致烧伤或者烫伤。

家庭中，对小面积的烧伤和烫伤，尽快用上京万红软膏，可以收到很好的治疗效果。

京万红软膏的组成

京万红软膏，原名京万红烫伤膏，源于华佗高徒吴普的圣方，由当归、穿山甲、乳香、没药、冰片、地榆、槐花、红花、桃仁、大黄、地黄等30多味中药精制而成，具有消肿活血、解毒止痛、去腐生肌的功效。京万红软膏曾经获得国际国内多项大奖，现已成为国家中药保护品种之一。

京万红软膏有哪些功效

治烧伤、烫伤、灼伤：此药专门用来治疗烧伤、烫伤、灼伤等。面积较小伤情不重者，可在家中处理：先用无菌生理盐水清洗创面，然后用无菌棉签蘸上软膏涂抹到患处，最后用消毒纱布轻轻包扎伤口。初期可每天换药1次，待到症状减轻可两天换药1次。伤情严

重者需立即送医院进行处理，不可自行治疗，以免耽误病情。小面积的烧烫伤视情况一般1周左右可以治愈。

治外科伤口感染：京万红软膏曾经在唐山大地震中发挥了巨大的作用，在当时缺医少药的情况下，它神奇地治愈了无数挤压伤的患者。在汶川大地震中，京万红软膏和橡皮生肌膏的联合运用，再一次发挥了神奇的疗效，打破了很多西医心中中医急救无所作为的偏见。事实上，京万红软膏去腐和橡皮生肌膏生肌的联合治疗方案，比起西医单纯用抗生素治疗伤口感染，效果要好得多，并且可以加快伤口的愈合。

治糖尿病足和褥疮：糖尿病人需时刻注意保护足底，否则一不小心弄伤了足部，伤口就很难愈合。长期卧病在床的人，特别是老人，如果护理不当，就可能会长褥疮，褥疮通常发于臀部或背部，一开始只是局部发红，慢慢地就会溃烂，并且面积越来越大，夏天里更会发出恶臭，使人难以近身。

用京万红治疗糖尿病足和褥疮，一般也是先用医用生理盐水冲洗患处，再用京万红软膏涂在无菌纱布上敷在患处并包扎好，每天或者隔天换药一次。在整个过程中，都要时刻注意无菌操作。需要特别提醒的是，用京万红软膏治疗这两种难缠的外科疾病，一定要咨询医生后再操作，否则可能会适得其反，乃至延误病情。

一般来说，伤口久溃不愈合者，创面慢慢会由鲜红变成暗红，人的气血也变得虚弱了，这时候可以配合内服补中益气丸或黄芪（北芪）精口服液，补足人体正气以托邪外出。不过糖尿病足患者需慎用口服液，因为口服液中多含糖。

治痤疮、毛囊炎、带状疱疹：久治不愈的痤疮、遍身发展的毛囊炎、疼痛难忍的带状疱疹，都可以用京万红软膏外涂，涂上后感觉凉爽舒适，往往可以收到意想不到的效果。

治小儿尿布皮炎：6个月以下的婴儿，湿尿布的浸泡常常会刺激孩子的会阴部和臀部，这是湿热侵犯，可能会使皮肤发炎或溃烂。这时候除了要使用纯棉柔软的尿布并勤加换洗以外，还需掌握一种外治法。将京万红软膏均匀涂搽在患处，每天换药1次，轻者3天左右就能好，重者需1周左右。同时要特别注意保持尿布的干爽、清洁。

治阴痒：反复发作的阴部瘙痒，伴有白带量多、色黄味臭，也可用京万红软膏外涂。每天涂3～4次，10天为一个疗程，坚持1～2个疗程后，瘙痒疼痛的感觉就会明显缓解。

治虫咬皮炎：夏天蚊虫很多，宝宝的皮肤又很娇弱，被叮咬之后若不及时处理，很容易感染，严重的还会出水疱。对付这种情况，您可以用京万红软膏外涂，每天换药1次，轻的1～3天，重的坚持涂抹5～7天就可以消肿止痒。

治痔疮肛裂：京万红软膏外涂在肛门处，能迅速缓解症状，促进伤口愈合，止血止痛的作用非常好。可用于各种内、外痔和肛裂。

伤湿止痛膏：一般风湿痛，哪痛贴哪

伤湿止痛膏是我最喜欢用的中成药之一。

顾名思义，它本来是治疗风湿疼痛、跌打损伤的外用膏药，这从它的药物组成也可以看出来。

伤湿止痛膏的组成

伤湿止痛膏是用生草乌、生川乌、乳香、没药、生马钱子、丁香、肉桂、荆芥、防风、老鹳草、香加皮、积雪草、骨碎补、白芷、干姜、薄荷脑、冰片、樟脑等中药加上一些流浸膏制成。从药性来看，所有药材大部分都是温性的，可以祛除风寒湿三气，兼有活血之功。

伤湿止痛膏有哪些功效

治没有红肿热痛的风湿疼痛：一般的风湿疼痛，只要没有明显的红肿热痛，就可以用伤湿止痛膏贴在患处来治疗（如果有红肿热痛，就用双柏散外敷），效果是很明显的。一方面因为里面的生草乌、生川乌、生马钱子都是峻猛之药，药效很强大；另一方面也是缘于乳香、没药、丁香、肉桂、薄荷脑、冰片等药物的浓郁的辛香味。香味可以行气，气行则血行，风寒湿气也更容易被祛除了。

伤湿止痛膏一般是哪里痛贴哪里，实际上就是贴"阿是穴"，这类穴位一般都随病而定，它的取穴方法就是以痛为腧，即人们常说的"有痛便是穴"，贴后效果很好。因此，有风湿疼痛、关节疼痛、肩部疼痛、腰背疼痛以及突然的跌打损伤导致的局部疼痛，老百姓可以自己在局部按压，找到最痛点，贴上伤湿止痛膏，每天1片，很快就可以好的。贴之前最好用温水轻轻擦洗患处，局部皮肤干净才贴得紧。此外，要是在冬日，最好把膏药跟塑料膜分离后先用火烤烤，才会更有黏性。

借助其辛香温通之性，将伤湿止痛膏贴敷在某些特定穴位上可以治疗多种疾病。

治晕车晕船：邻居小王的母亲住在乡下，每次坐汽车来看儿子都晕车，吐得一塌糊涂。我叫小王母亲每次坐车之前剪3小片一寸见方的伤湿止痛膏，贴在肚脐和两手臂的内关穴上，她照做后再没有晕过车。晕船、晕机也同样可以使用。

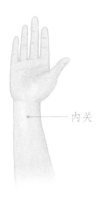

内关

治脾胃虚寒：朋友老张形体消瘦，脾胃虚寒，冬日里很怕冻，常常感觉一股冷气袭来，肚子就咕噜噜响起，马上要去蹲厕所。我叫他在肚脐和上面的中脘穴各贴上一寸见方的伤湿止痛膏，肚子马上就觉得暖和了！再让他内服附子理中丸，很快就把这个老毛病治好了。

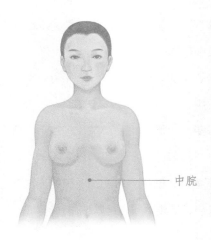

中脘

治慢性咽炎：慢性咽炎一般在冬天里加重，可以在脖子下面正前方的凹陷处，即天突穴上，外贴一小片伤湿止痛膏，一日 1 小片，喉咙很快就会感觉舒服的。

治冻疮：生冻疮的患者，若还没有溃破，只是皮肤红肿、痛痒，可先洗净患处，再用伤湿止痛膏盖住患处贴好，两三天就可以解决问题了！

治咳嗽：以治疗痰白或咽痒的寒咳为主，可在每晚洗脚后，将1瓣大蒜捣烂，放在伤湿止痛膏上，敷在涌泉穴。在脚心有强烈刺激感的时候及时取下，一般3～5天，咳嗽即可好转。或者用伤湿止痛膏直接贴在胸前的剑突位置，每天换1次药，能止咳、化痰。

治头痛：对于受风导致的头痛，可将2片伤湿止痛膏分别贴在两侧的太阳穴，起到祛风通络的作用，很快缓解头痛之症。

治高血压：有高血压的人，平时可用下面的方法来作为日常的调理。买来粉状的吴茱萸（或请药店打粉），用米醋调成糊，敷在肚脐处，外用伤湿止痛膏固定。24小时换1次药，5天一个疗程，坚持2～3个疗程。

治小儿呕吐：孩子呕吐不要着急，将适量的吴茱萸粉末，用米醋或蛋清调成糊，敷在孩子的肚脐上，再用伤湿止痛膏固定，一般贴4小时，呕吐就可止住。当然，如果呕吐特别严重，或者在4小时内不见好，建议您赶紧把药膏拿下来，并尽快找医生就诊。

治小儿腹痛：将吴茱萸粉末用米醋或蛋清调成糊，敷在肚脐上，然后用伤湿止痛膏固定，每天换药1次，连续2～3天。

治小儿腹泻：将1张伤湿止痛膏贴在孩子的肚脐处，然后用热水袋热敷，每天2～3次，每次15分钟左右，坚持敷2～3天。

治小儿流口水：将适量吴茱萸粉末放在肚脐处，外用伤湿止痛膏固定，每天换药1次，坚持3～5天。

治小儿厌食：将适量吴茱萸粉末用米醋或蛋清调成糊状，敷在肚脐处，再用伤湿止痛膏固定，每天换药1次，可帮助消化，促进胃肠蠕动。

治小儿夜啼：将适量吴茱萸粉末加米醋调成糊状，放在伤湿止痛膏上，敷在孩子双脚的涌泉穴和肚脐，每天换 1 次药，连续 3 ~ 5 天，可以引心火下行。

治睑腺炎（麦粒肿）：将适量吴茱萸粉末用清水调均匀，外敷在肚脐或双脚心涌泉穴上，用伤湿止痛膏固定好，每天换药 1 次，坚持敷 5 ~ 7 天。这就是中医所说的上病下取，引热下行。

治鼻窦炎：将适量的吴茱萸粉末用清水调匀，外敷在肚脐或双脚心的涌泉穴上，用伤湿止痛膏固定好，每天换 1 次药，坚持 5 ~ 7 天。可以缓解鼻窦炎鼻塞、流清鼻涕、头痛、头昏脑涨的症状。

治肌注后局部硬结：局部常规消毒后，根据硬结的大小，取 1 ~ 2 张伤湿止痛膏贴在硬结处，每天换药 1 次，连续 3 ~ 5 天，可以消除打针后的肌肉局部硬结。

风油精：驱蚊、止痒、提神之外用途多

一说起风油精，大家都知道它具有提神醒脑、驱蚊止痒的作用，也是我们夏季居家旅游的必备药品。目前市场上普遍为瓶装制剂，每瓶 3 ~ 12 毫升。

风油精的组成

风油精主要由薄荷脑、桉叶油、丁香粉、樟脑、香油精等组成，其中薄荷脑、桉叶油气味芳香，有祛风、醒神的功效；丁香粉气味浓郁，开九窍、舒郁气；樟脑通窍辟秽，温中止痛。

其实，风油精除了简单的驱蚊、止痒、提神的作用外，还有很多妙用呢！下面我就给大家一一介绍。

风油精有哪些功效

治伤风感冒引起的头痛：一般来说，用风油精涂搽在人中、太阳、印堂等穴位上，每天涂搽 1 ～ 2 次，可以有效减轻因伤风感冒引起的头痛。

治小儿发热：风油精有疏风、解表、退热的作用，对小儿发热有很好的疗效。您可以将 1 毫升风油精和 20 ～ 30 毫升的冷开水混合均匀，涂擦在患儿上下肢体两侧、背部、腋下以及四肢关节屈侧。要边擦边揉，这样可以使药物更快地渗透，每次擦 7 ～ 8 分钟，间隔 15 分钟以后再进行第二次擦浴。一般 30 分钟以后孩子的体温就可以逐步下降到正常范围了。

治腹痛：将几滴风油精滴在肚脐内，用伤湿止痛膏或普通胶布固定，每天 2 ～ 3 次，可起到祛寒止痛的作用。这个方法对因为受凉或者夏天吃了太多冷饮导致的寒性腹痛效果尤其好。

治失眠：将风油精分别涂搽在两侧太阳穴和风池穴处，可以很快缓解头昏脑涨的症状，经常失眠的朋友不妨试一试。

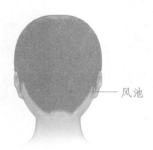

风池

治烫伤：对于小范围轻度烫伤（未溃破），可以用风油精直接滴敷在烫伤的部位上，每隔 3 ～ 4 小时滴敷 1 次。用这种方法治烫伤，止痛效果明显，而且还不易发生感染，愈后也不容易遗留疤痕。

治冻疮：冬天很多人都会生冻疮。在冻疮未破时，将风油精均匀地涂在患处，有止痛消肿的作用。每天涂搽 2 ～ 3 次，一般 2 ～ 3 天就可以痊愈。如果冻疮已经溃破，就不宜使用了。

治肛门瘙痒：对于由痔疮、肛裂等引起的肛门瘙痒，可以先用温水洗净患处，再用药棉蘸少许风油精，在肛门周围涂搽，很快就可奏效。

治中暑：用风油精外涂在两侧太阳穴上，可以用于防治中暑引起的头痛、头晕等。夏季经常在户外活动的朋友们，建议随身携带一瓶风油精以备不时之需。

治足癣：用温水将脚清净，擦干，如果有水疱，可先用针灸针将水疱刺破，然后用药棉吸净，再用风油精涂搽患处，每天 1 ～ 2 次，一般 3 ～ 5 天就可见效。

治牙痛：用消毒棉球蘸风油精药液，浸透后放置在患处上下牙齿之间咬紧，一般 15 ～ 30 分钟就可止痛，为了巩固疗效可以连续进行 3 ～ 5 次。

治痛经：对于血热型的痛经，表现为经量多、颜色深红、有血块、腰腹胀痛、心烦口渴、舌质红舌苔黄的，经前和经期可以用清凉油适量，涂搽在肚脐处。每天 2 ～ 3 次，连续 2 ～ 3 天，有清热凉血、活血通络的作用。

治口角溃疡：感冒后口角溃疡或长口疮时，用风油精每天 3 次外涂患处，连续 2 ～ 3 天即可治愈。若每晚睡前再涂 1 次，效果会更好。需要注意的是，孕妇不宜使用。

治鸡眼：将患处硬茧削去，再用药棉蘸适量风油精敷上，并用胶布固定。每日换一次，连用 15 天左右，鸡眼即可自行脱落。

肖博士温馨提示

● 此药孕妇禁用，尤其是怀孕头 3 个月内。风油精主要成分之一樟脑有一定的毒性，孕妇如果过多地使用风油精，严重的可导致胎儿死亡引起流产。

- 产妇、新生儿禁用。产妇或新生儿使用风油精，可能引起婴儿黄疸症，出现全身发黄、口唇青紫、棕色小便、不吸奶、哭声微弱、嗜睡等症状，还可出现抽风、惊厥等神经系统症状。同理，3 岁以下儿童应慎用。

- 禁用于深二度以上的烫伤病人（尤其是水疱破后，易产生刺激疼痛）。皮肤有损伤及溃疡者禁用。

- 偶见过敏反应，外涂后皮肤出现皮疹瘙痒者应停用。凡对本品过敏者，以后不可再用。面部涂搽过敏者还可能酿成色素沉着的后果，影响颜面美观，爱美女士最好不要涂搽面部。

- 涂药时注意不要将药误入眼内。

- 瓶盖宜拧紧，以防止药物挥发。

- 药品性状发生改变时禁止使用。

- 儿童必须在成人的监护下使用。

- 如正在服用其他药品，使用本品前请咨询医师或药师。

正骨水：跌打损伤、关节痛皆可用

正骨水是为大家所熟知的用于治疗跌打损伤的良药，畅销全国，远销东南亚、澳大利亚、加拿大、美国等国家和地区，饮誉海内外，有"正骨强中华，云香逸天下"的美誉。

正骨水的组成

正骨水的主要成分包括：木香、海风藤、土鳖虫、豆豉、姜、猪牙皂、香加皮、三棱、莪术等，其中木香行气止痛，海风藤舒筋活络，香加皮祛风湿、强筋骨，土鳖虫破瘀血、续筋骨，三棱破血行气止痛，豆豉、生姜和胃除烦，众药合用具有舒筋活血、消肿止痛的作用。

正骨水有哪些功效

除了治疗跌打损伤之外，正骨水还有很多妙用。

治疗痹证：正骨水外用，可以治疗血瘀型的痹证，此类痹证表现为关节疼痛剧烈，疼痛位置比较固定，皮肤感觉麻木，舌质较暗有瘀斑等。

将患病局部清洗后，取适量的正骨水涂搽在患处，然后用热毛巾外敷，有活血化瘀、消肿止痛的作用。

治疗末梢神经炎：有的人经常感觉手脚麻木，像戴了手套一样，甚至时时有刺痛的感觉，影响到正常的肢体活动。对于这种情况，除了内服药物常规治疗之外，您还可以选择正骨水外用。

将适量的正骨水倒入热水盆中洗浴，每天 1 ～ 2 次，然后用热毛巾湿敷在膝关节上下，每次 10 ～ 30 分钟。有活血化瘀的作用。

治疗痔疮：正骨水还可以缓解痔疮之苦。您可以取芒硝、生地黄各 50 克，红花 30 克，用水煎煮后取药汁适量，在排便后、睡前各坐浴 15 分钟，然后在外痔表面用正骨水涂搽，每天 1 次，连续使用 2 ～ 3 周。

治疗关节疼痛：取纱布数块，用适量的正骨水浸透后外敷在疼痛的部位，用敷料包扎，胶布固定，然后用热水袋热敷，每次 10 ～ 30 分钟，每天换药 1 次，7 天为 1 个疗程，连用 2 ～ 3 个疗程，关节肿胀、疼痛、活动受限的症状可以得到缓解。

另外，运动或劳动前后搽用，或在浴盆里倒入少量正骨水一起洗浴，能有效预防和消除各种疲劳、酸痛等，并对风湿骨痛等有良好的治疗效果。

尽管正骨水有很多用途，但还是应根据自身实际情况在医生指导下使用，切勿自行处理。

肖博士温馨提示

- 本品为外用药，切忌内服。
- 可用于因各种原因造成的骨折、跌打扭伤。但骨折或脱臼者必须将患骨复位后，方可敷药。而且敷药后不可在患处包扎，以免导致血液循环障碍引起水疱。
- 如果患处皮肤有破损，应先止血，然后搽于周围，不能搽入伤口。

- 正骨水有喷雾装和抹擦装，携带方便，需要时轻轻一喷或搽，药液即能渗透皮肤，到达患处，迅速发挥疗效。

- 用完应该马上洗手，切勿接触眼睛、口腔等黏膜处。

- 用药期间忌生冷、油腻食物。

- 儿童、孕妇、经期及哺乳期妇女、年老体弱者应在医师指导下使用。儿童皮肤娇嫩，敷药时间、用量应视年龄适当减少，成年人也应按用法掌握用量，以免药力过度刺激，引起皮肤发炎。

- 本品不宜长期或大面积使用，用药过程中如有瘙痒起疹，应暂停使用。

- 用药3天症状无缓解，或出现局部红肿、疼痛、活动受限等不适症状时应去医院就诊。

- 对本品过敏者禁用，过敏体质者慎用。

- 如正在使用其他药品，使用本品前请咨询医师或药师。

冰硼散：一吹一敷，痛痒消失

小时候有段时间，我经常得口腔溃疡，非常痛苦。一日，开药店的邻居老伯见到我那难受的模样，拿出一支透明的"大胶囊"，小心翼翼地掰开后，一股药香扑面而来。老伯将里面的粉红色药粉倒了一些到我口腔黏膜溃疡面，我立刻感受到了更加钻心的疼痛，随即流出大量痰涎。很快，奇迹发生了：溃疡不痛了。过了一天就全好了。后来我才知道，这种粉红色的药粉，叫作"冰硼散"。

冰硼散的组成

冰硼散是传统中成药，由冰片、朱砂、玄明粉、硼砂组成。冰片开窍醒神、清热止痛，朱砂安神解毒，玄明粉清热解毒、软坚散结，硼砂清热解毒消肿。众药合用能清热解毒、消肿止痛。我们通常用它来治疗口舌生疮、牙龈肿胀、咽喉疼痛等症。

另外，根据我临床多年的观察，它还有许多其他的用法。下面，我就给大家详细解释一下。

冰硼散有哪些功效

治鼻塞：感冒时鼻塞流鼻涕是一件很烦人的事情，这时候您不妨试试冰硼散。取适量冰硼散吹入鼻中，很快鼻塞的症状就缓解了。

治慢性胆囊炎：取3克冰硼散，用少量凉开水拌湿后，外敷在胆囊区肿胀疼痛的部位，外面用敷料包扎，用胶布固定好，每天换药1次，连用3～5天，可以清热解毒，消肿止痛。

治流行性腮腺炎：取冰硼散3克，用少量凉开水拌湿后敷在肿胀明显的地方，纱布覆盖，胶布固定，2～3天换药一次。除部分有高热及并发症的患者需配合其他药物治疗外，一般单独敷用该药后

5 天左右即可消肿。

治小儿咳喘：在相应的内服平喘止咳药的基础上，取适量冰硼散撒在小儿胸脊部，五指并拢向下推擦，直到皮肤发红，每天 1 ～ 2 次，可帮助减轻喘咳症状，缩短病程。

治小儿瘙痒性皮肤病：用冰硼散外搽在患处，每天 3 ～ 5 次，连用 3 ～ 5 天，可以清热利湿止痒。

治小儿化脓性中耳炎：取少许冰硼散吹入患儿耳内，每日 2 次，5 日为一个疗程，治疗 2 ～ 3 个疗程，炎症消退，耳内流脓停止。

治阴道滴虫：先用 0.1％ ～ 0.2％醋溶液冲洗阴道，擦干之后，将冰硼散适量涂于患处，效果良好。

治外阴瘙痒症：局部涂搽冰硼散，每天 2 次；溃破者可先用 1∶100 新洁尔灭溶液洗净，拭干，然后外涂用香油调好的冰硼散油，在短时间内症状可明显改善。

治阴囊湿疹：阴囊湿疹是男科常见病，发病的时候皮肤潮红、糜烂、瘙痒严重，让人苦不堪言。这时您就可以让冰硼散来帮忙了，取适量的冰硼散外撒在患处，每天 3 ～ 5 次，连用 3 ～ 5 天，可利湿止痒。

这下您看到了吧，这小小的冰硼散竟然可以用来治疗这么多的疾病，不简单呀！

金黄散：治疗疮疡初起、红肿热痛

如意金黄散是外科的常用药，有消肿止痛的功效，常用的剂型有散剂和膏剂两种，一般都为外用，6 ~ 12 小时换药 1 次。

金黄散的组成

金黄散由大黄、黄柏、姜黄、白芷、厚朴、天花粉、生天南星、生苍术、陈皮、甘草等中药制成。

其中大黄、黄柏清热泻火、凉血祛瘀、解毒，姜黄行气破瘀、通经止痛，白芷祛风湿、活血排脓、生肌止痛，苍术、厚朴燥湿化痰，天花粉清热泻火，生天南星燥湿化痰、消肿散结。

金黄散有哪些功效

通常我们用金黄散来治疗疮疡初起，红肿热痛比较明显的症状。除在外科应用之外，金黄散还可用来治疗流行性腮腺炎等多种疾病。

治流行性腮腺炎：针对流行性腮腺炎，取金黄散适量，用适量的陈醋或凡士林调成糊状，外敷患处，每天换药 1 次，直至症状消失。

治风湿性关节炎：对于风湿性关节炎红肿热胀明显，关节疼痛剧烈，并且伴有活动障碍的，可以取金黄散适量，加水调成稠糊状，摊在油纸上，厚 5 ～ 7 毫米，面积略大于红肿处，外贴患处，每天换药 1 次。一般涂搽 1 ～ 3 天后，红肿热痛的感觉就可以大大缓解。

治疥疮：取金黄散 100 克、精制硫黄粉 10 克，用猪油混合均匀，涂搽在疥疮之上，每天 1 次，连续用药 3 ～ 7 天。用药期间不要吃辛辣刺激性的食物，不要吸烟饮酒，并且为防止传染，应该每天换洗内衣内裤。

治跌打损伤：将金黄散与鲜猪胆汁调拌成糊状，摊在敷料上外贴患处。每天换药 1 次，连用 7 ～ 12 天。对治疗跌打损伤、骨折、扭挫伤、筋肉肿痛等效果很明显。

治丹毒：取适量的金黄散和米醋调匀，外敷在患处，每天换药 2 次，连续使用 3 ～ 7 天，可以起到清热解毒的作用。

治酒糟鼻：酒糟鼻，又叫红鼻头、酒渣鼻等，多发在面部中心，尤其是鼻头以及鼻翼，常反复发作，影响美容。治疗酒糟鼻可选用金黄散，将鼻头局部清洗后，取适量金黄散，用清水调匀外敷在患处，每天 2 ～ 3 次，连用 2 ～ 3 天。

治乳腺小叶增生：对于乳腺小叶增生，可以将适量金黄散研细，然后用医用凡士林调匀，敷在乳腺增生处，外面用敷料包扎好，用胶布固定，2 天换药 1 次，连用 2 ～ 4 周。

- 此药为外用，不可内服。

- 用药期间，饮食应注意清淡，避免食用辛辣刺激性食物。

- 调敷本品时根据疮疡的不同表现，用不同的汁液调制后外敷。红肿、燥热、疼痛，用清茶调敷；漫肿无头（疮疡初起，周围都肿起来了，但未冒尖化脓），用醋或酒调敷，亦可用植物油或蜂蜜调敷。

- 疮疡化脓或破溃时，不再自行使用，应该及时去医院就诊。

- 应用本药 3 天后，症状无改善者，应去医院就诊。

- 儿童使用本药时应有成人的监护，出现异常应及时就医。

- 如果正在服用其他药品，使用本品前请咨询医师或药师。

中华跌打丸：消肿止痛、活血化瘀

中华跌打丸，顾名思义，就是治疗跌打损伤的良药。

中华跌打丸的组成

中华跌打丸组方源于清朝，由金不换、鹅不食草、牛膝、乌药、制川乌、刘寄奴、过江龙、两面针等 32 味药物组成，其中金不换散瘀止血、消肿定痛，牛膝、刘寄奴补肝肾、强筋骨、活血通经，乌药行气止痛、温肾散寒，制川乌祛风除湿、温经止痛，两面针活血化瘀、行气止痛，众药合用可以起到消肿止痛、舒筋活络、止血生肌、活血祛瘀的作用。

中华跌打丸有哪些功效

中华跌打丸一般用于治疗挫伤筋骨，新旧瘀患，创伤出血，风湿瘀痛。除此之外，还有以下的妙用。

治疗胃痛：有的人胃痛，痛的部位比较固定，舌质紫暗、有瘀斑，这属于瘀血性的胃痛。治疗上可以选择中华跌打丸，每次口服1丸（大蜜丸），每天2次。

治慢性胆囊炎：慢性胆囊炎表现为肋部疼痛，部位比较固定，可能伴有胃部胀痛，舌色暗。治疗这种瘀血性的胆囊炎，可以用中华跌打丸，每次口服1丸（大蜜丸），每天3次。

治腰痛：将6粒（小粒装）中华跌打丸研碎，加白酒调成稀糊，外敷在腰痛的部位，敷料包扎好，用胶布固定。每天换药1次，5次为一个疗程，连续使用3～5个疗程，可以治疗瘀血性的腰痛。

治末梢神经炎：根据患处大小，取中华跌打丸5～7粒，研细，加白酒调成糊状外敷在患处，外面用纱布、胶布固定好，每天换药1次，连用3～7天，可以活血化瘀、通络止痛。

治冻疮：根据患处大小，取中华跌打丸5～7粒，研细，加白酒调成糊状外敷在患处，外面用纱布、胶布固定好，每天换药1次，连用3～7天，适用于青紫瘀斑型的冻疮。如果冻疮破溃则不宜使用。

治腰椎病：取1～2丸（大蜜丸）中华跌打丸，研细，加白酒适量调成稀糊，将药糊均匀地涂在患处，用敷料包扎，用胶布固定好，每天换药1次。外敷时在敷料上滴上白酒，可以保持湿润，增强疗效，连续敷7～10天即可。

中华跌打酒外用直达病灶，迅速止痛

中华跌打丸有一个兄弟，叫中华跌打酒，内含32味道地中药材，患处局部用药有扩张皮肤血管、加快血液循环、促进药物吸收、抑制局部免疫反应的作用，可直达病灶，迅速止痛治痛。

两兄弟若是联合起来，效果更绝。中华跌打丸（大蜜丸）2丸配以10毫升中华跌打酒调成药膏，外敷患处加强局部药物吸收，有消肿止痛、祛风除湿、活血祛瘀之功效，可用于治疗退行性膝关节炎、颈椎病、颈背肌筋膜炎、腰肌劳损、腰椎间盘突出症、类风湿关节炎等疾病。中华跌打酒亦可用于患处的熏洗，尤其适用于肘膝关节及四肢小关节。

熏洗方法：将40毫升中华跌打酒倒入2升热水中，先将患处置于药水上方进行熏蒸，待水温冷却至39～42℃进行患处浸泡，每日1次，每次浸泡30分钟，10天为一个疗程。

- 外伤、积瘀肿痛、风湿疼痛，用白酒一两调丸一丸（大蜜丸），加热溶解后外搽患处。
- 内部受伤、新旧瘀患作痛、扭伤筋骨、风湿疼痛、外伤出血，用白酒或开水送服，日服 2 ~ 3 次，每次服 1 丸（大蜜丸），儿童及体弱者减半。
- 有皮肤破损的外伤者忌外用。

三黄片：又湿又热，找它准没错

说起"三黄"，您最熟悉的可能就是三黄片了，其实，中医里说的三黄，一般指的是黄芩、黄连和黄柏。而现在药房里卖的三黄片用的是大黄、黄芩和黄连这 3 味药按 2：1：1 比例制成。"三黄"药性苦寒，能起到清热和燥湿的作用，用它来对付湿热，效果非常好。

三黄片有哪些功效

清热除湿：湿热即又湿又热，给人的感觉就是天气炎热，而且空气湿度很大，身上汗涔涔黏糊糊的，衣服也很容易湿透。

小时候，奶奶会用生石灰来做干燥剂，放在陶制的罐子里，用于保存一些需要保持干燥的食物，有时甚至能够将一些饼吸干使之硬如顽石！以生石灰之"燥"，对应外界之"湿"，这就是"燥湿"。

这跟三黄片能用来除湿是一个道理。三黄片用于治疗红、肿、热、痛之症，包括各种疮疡肿毒，外洗或者内服均有效。

治口舌生疮、牙龈肿痛等火热之症：三黄片可用于治疗三焦热甚，如热毒上扰的面红目赤、口舌生疮、牙龈肿痛、燥热胸闷，还有火热导致的鼻子出血、吐血、便血和尿血等，尤其对上消化道出血效果最好。

治疮疡肿毒：此外，此三黄也可以用于疮疡肿毒。直接购买三黄液或用此3味中药按比例煎水，外洗对已经溃破的疮疡肿毒比较好。如果尚未溃破，可研末外敷。

治粉刺：三黄片内服对粉刺、脂溢性皮炎、化脓性关节炎、急性细菌性痢疾等均有较好的治疗效果，三黄液或三黄煎剂外用则可以治疗轻度烧伤、外阴溃疡等。

治孩子便秘：如果孩子便秘了，那么，您可以将2粒三黄片研成细末，用米醋调成稀糊，放在伤湿止痛膏上，贴在肚脐处，10～15小时后取下。一般一次即可见效，无效的话，需尽快就诊。

成药三黄片可治很多病，除此之外，三黄片里的3味药，也各有多种用途。

大黄有什么用

止血：大黄是一味很有用的中药，古代有所谓"不知用大黄不足以称名医"的说法。大家可能只知道大黄是泻药，其实大黄还有清热泻火解毒、止血活血祛瘀等功效，而且药效很强，有"将军"之称！

中医院的消化内科都有小包的大黄粉（10克），给上消化道出血的病人内服，很快就可以起到止血的作用，比西药快很多！您自己在家也可如法炮制。

治烫伤：如果被热水或火烫伤但面积小，先用凉水冲洗，作为急救的话，也可用大黄粉适量，加蜂蜜或者鸡蛋清调匀外敷，可以先行起到缓解疼痛的作用。

治小儿呕吐：对于小儿呕吐，您还可以取两粒大黄片研成粉末，放在伤湿止痛膏上，给孩子敷肚脐，每天换1次药，坚持2～3天即可见效。

黄芩有什么用

治上焦湿热之症：如果您感觉胸闷、发热，但是体温不高，可以直接取黄芩6～8克煎水服用。

治咽喉肿痛之症：可用黄芩、连翘、金银花各10克煎水服用，或者直接服用双黄连口服液。

治口腔溃疡：将少许等量的黄芩和细辛，研末涂搽疮疡面，等痰涎流出来就好了。

治肺热咳嗽：单味应用，直接取黄芩 6～8 克煎水服用。

黄连有什么用

治中焦湿热之症：黄连在"三黄"中寒性最大，也最苦，凡是舌尖红、心情烦躁等心火旺或口臭、口腔溃疡、饭量旺盛等胃火旺的患者，均可用黄连。

治恶心：如果觉得恶心、呕吐、腹部胀满，胸胁疼痛，可用 3 克黄连煎水饮用，或者可直接服用香连丸。少量的黄连是可以健胃的。

治痢疾、腹泻腹痛：可用葛根芩连片或者单纯的小檗碱（黄连素）片。

若痢疾时出现红白相间的脓血，可抓白头翁和秦皮各 10 克，黄芩和黄柏各 6 克，煎水服用。

黄柏有什么用

治下焦湿热之症：对于下焦湿热引起的小便短赤涩痛、排不尽的感觉，动不动就想拉肚子，肛门有重坠感，湿疹等皮肤病，关节红肿热痛，女子白带黄而腥臭等，都可用黄柏来治。一般取 6 克黄柏煎水内服。

治湿热导致的足跟局部红肿，发热疼痛：我常用古代一个著名的方子"三妙散"，取黄柏 12 克、牛膝 15 克、苍术 15 克煎水，一日一剂，煎水两次，头煎内服，第二次煎水外洗患处。再加一味薏苡仁，就是"四妙散"了。药房有中成药四妙丸，就是治疗这个的。

肖博士温馨提示

吃了三黄片后，小便会有点黄，大便也有点稀，都不用担心，您会发现把热毒排出去以后身体要舒服很多，这是药效发挥作用的表现。不过孕妇和脾胃功能差的人，还是不要用三黄片！

03

感冒发热，用药有讲究

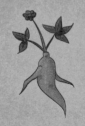

感冒：辨别风寒和风热是治疗关键

感冒可以算是最常见的疾病了，很多人都不把感冒当回事儿，总是生扛或者是随便吃点儿药。一般人家中也会常备一些治感冒的药，每次感冒时就抓过来吃几片。

但是，你会发现，同样是感冒，有的时候可能吃三五次药就好了，有时候却不管事儿，有时甚至越吃药越严重，最后不得不去医院挂吊瓶。其实，最主要的是，我们要分清自己的感冒属于哪种类型，对症用药才能有效。

准确区分风寒、风热感冒

晚清名医张锡纯对此深有感悟。他曾经治过一老年妇女，这位老妇初春时感染风寒，他用桂枝等中药一剂就治好了。老妇的家人觉得这个方子很灵验，就把它贴在墙上。等到夏天的时候，老妇又感冒了，她自己用原方抓药服用，结果导致吐血。原因就是，前一次是感染风寒，后面是感染风热，原因不同了，自然不能一方百治。

在生活中，也常常有这样的例子。有一年寒假，几位同学聚会，一位同学因洗头受寒，导致头部紧痛，鼻塞，流清涕，非常难受。他的家人就去小诊所买回来感冒药要给他吃。我拿起来一看全是板蓝根、金银花等苦寒之药，于是赶紧阻止。因为这些药要是吃下去，他的感冒非但不会好，反而会更加严重。本来就是受寒，再用苦寒的药，无异于雪上加霜啊。于是我赶紧到他家的厨房里找来生姜、葱白、豆豉、陈皮等浓煎让他趁热喝下，他的症状很快就缓解了。

上面两个例子充分说明，感冒不可随便吃药，一定要分清楚是风寒感冒还是风热感冒。那么，如何辨别呢？

辨别风热感冒与风寒感冒非常简单。一般情况下，冬季易患风寒感冒，夏天易患风热感冒。但是，如果是体质好的人，得了风寒感冒也可能转变成风热感冒，而且，因为现在有暖气和空调等，所以单纯以天气、季节等来分辨风寒或风热感冒也不是特别准确了。

最准确的辨别方式就是按症状来分。

一般风寒感冒会有如下症状：发热、头痛、鼻塞、流清涕；而风热感冒会有咽痛、口干、舌尖红、舌苔黄等症状，有时感觉鼻子里火气比较大。

简单来说，如果得了风寒感冒，但是没有出汗的话，就用小青龙颗粒；如果出汗了，就用桂枝汤。如果得了风热感冒，就要用银翘解毒片或桑菊解毒片。具体的用法，在下面的章节中我会详细介绍。

还有一点需要提醒您的是，很多较复杂的疾病，最初的症状可能会很像普通感冒，如果感冒一直不好，切不可掉以轻心，要赶紧去找医生看看。

风寒感冒的具体表现

在天气冷的时候，很多人容易感染风寒而感冒。风寒感冒最常见的症状就是咳喘、痰多，尤其是本来就有支气管炎、支气管哮喘等疾病的人更易感染。那么风寒感冒具体有哪些表现呢？

1. 人体受风寒侵袭，肌肤就会收缩，首先是关闭毛孔，然后可能会感到全身疼痛。

2. 风寒侵袭人体肌肤表面，人体正气与外邪相搏击，就会有发热的表现。

3. 不同的人感受风寒会有不同的症状表现，平时喜欢吃肥腻之物的人，体胖之人，有气管、支气管炎的人，本来体内痰饮就多，一旦外邪侵袭，体内的痰饮遇到外面的寒冷，就会产生大量的寒痰，影响到肺的功能，出现咳嗽喘息，因为性质是属寒的，所以，痰液也往往是清而稀或白稠的。

中医有所谓"百病皆由痰作祟"之说，意思是痰饮可以引起很多的病症。痰饮停留在胸肺，除了咳嗽、气喘、吐痰之外，还会阻滞人体气机的运行，导致胸闷等症状；痰饮停留在胃，导致胃气上逆（胃气本来应该往下运行），就会出现干呕；痰饮停留在肌肤腠理，就会出现身体困重甚至浮肿，舌苔白而水滑，就是体内有痰饮的表现。

风寒感冒还要分出汗和不出汗两种情况，分别用不同的方法来治疗。

为什么同是风寒之邪侵袭，有的有汗出，有的没汗出？这首先跟患者自身体质有关。有汗出的，可能本来就是毛孔疏松，平时动不动就出汗，加上风邪的开泄作用，就更加容易出汗了。而不出汗的，一般体质较为强盛，一旦有外邪入侵，立即"紧闭门抓贼"。

感受风寒，无汗，用小青龙颗粒

当您有上述风寒之症且没有出汗的时候，可用小青龙颗粒来驱寒。

小青龙颗粒来源于古方小青龙汤，它由麻黄、桂枝、白芍、细辛、干姜、五味子、法半夏、炙甘草 8 味药物组成。

麻黄与桂枝，均可发汗散寒以解表邪，麻黄宣发肺气，止咳平喘；桂枝利于体内水饮之蒸化，就像和煦的阳光蒸发河水一样；细辛和干姜可以温肺化饮。前面 4 味药都是辛温发散的，发散太过就会耗伤肺气，所以用五味子收敛肺气而止咳；白芍补阴养血，与桂枝一道调和营卫；法半夏燥湿而化痰，使胃内调和而止呕，炙甘草益气和中，调和诸药。

在内服小青龙颗粒或合剂驱寒、止咳喘的同时，您还可以用泡脚的方法。取小青龙合剂 20 毫升，混入适量热水中，于每日早起和睡前泡脚，水冷后可随时加热水，每次泡 15 ～ 20 分钟，对风寒感冒也有缓解的作用。

感受风寒，有汗，用桂枝汤

风寒感冒，如果有出汗的症状，最常用的就是桂枝汤了。桂枝汤是《伤寒论》的第一个方子，这个方子的组成都是厨房里必备的调味品：桂枝、生姜、芍药、甘草、大枣。

桂枝味甘，能入脾胃，既能使脾气下陷者上升，又能让胃气上逆者下降，脾胃为中焦，脾胃调和则消化功能自会恢复正常。所以形体虚寒消瘦，特别是胃脘部常感冷痛者，桂枝是必用之药。

桂枝与白芍配伍，是方剂学里津津乐道的一个经典药对，就像一对恩爱互补的夫妻。桂枝是夫，味辛，主外，助阳气，有发散之功；白芍是妻，味酸，主里，补阴液，有收敛之气。两药一是发散药与酸收药相配，使散中有收，不至于发汗太过而伤正气，二为助阳药与补阴药同用，使阴阳兼顾，营卫协调，很多疑难杂症都可以迎刃而解。

风寒感冒且有流汗的情况，您直接服用桂枝汤的制剂就可以了。当然，您还可以用此方里的一些配药来自己煎些药。但是，不能自己随意配药，尤其是桂枝要慎用。属于温热病的，阳气亢盛等属于热象的人，要禁用桂枝，因为桂枝本来就是大温大热的。辨证不清楚的，也不要轻易用桂枝。

风为百病之长。风能突破人体皮毛的防护屏障，让外来的风、寒等邪气侵入人体，导致伤风感冒。所以，每家每户都该备几贴桂枝汤，受风后及时煮汤喝下，能快速治愈。

风寒感冒的其他疗法

得了风寒感冒，鼻塞流涕加头痛，如果您不想吃药，那您可以选用生姜、葱白、豆豉，或者再加一把紫苏和几粒大枣来煎水喝。

感受风寒，邪湿，用人参败毒散

人的体质各不相同，即使是感受同样的外邪也会表现出不同的症状。老人、小孩、大病初愈者、产后的妇女，或者平时身体就很差的人，遇到风寒之邪侵袭，经常不经过发烧，邪气直接就进入体内了，病情相对会比较严重。

其实发烧是身体好的一种表现，是体内正气与外部邪气抗争所引起的身体反应。体质虚弱的人，偶尔发一次烧，就像国家军队的一次军事演习，甚至是实战，其重要性可想而知。

一般体虚的人，感受了风寒，很容易同时夹湿，表现为怕冷发热，头痛无汗，肢体酸痛困重，口苦微渴，神疲乏力等，可用人参败毒散来治疗。

人参败毒散由柴胡、前胡、川芎、枳壳、羌活、独活、茯苓、桔梗、人参、薄荷、生姜、甘草组成。

羌活、独活都可祛风散寒，发汗解表，除湿止痛；川芎行气活血，兼可祛风；柴胡解表退热；桔梗上行宣肺利膈，枳壳宽中下气，一升一降，胸闷之郁气自然得散；前胡化痰止咳；茯苓利水渗湿；生姜、薄荷，加强解表之功，甘草调和诸药。人参大补元气，扶助正气以驱除外邪，还可防止外面的邪气再进来，散中有补，不至于耗伤元气。

对于体虚之人的风寒夹湿感冒，也有外治之法，即将 2 ～ 3 粒人参败毒散碾碎，用醋调成膏状，填在肚脐里面，再用一块伤湿止痛膏覆盖上。

还有一种情况，有上述发热、怕冷、无汗等表现，又有拉白色冻状或者白多赤少大便的症状，也可用人参败毒散。这是明末清初名医喻嘉言用来治疗痢疾的方子。但是，不是所有的痢疾都能用这个药的，辨别症状非常重要。

中药配方，用得得当，效果迅速。外寒内饮，此方一般 3 天能愈，不可久服。

风热感冒的表现

风邪开路，热邪往往紧随其后，正气不足的人就要遭殃了！

热邪来袭的时候，我们的皮肤成了防御的第一道屏障。

热邪粘住肌肤，身体就发热了，因为还有风邪在，所以人们又怕热又怕冷，出点汗也不爽快，真是坐卧不安。

风热袭击我们的头部，头就会感觉到胀痛。

风热撬开我们的牙齿进入口腔，风吹热烤，很快就会使我们口干舌燥，舌头会变红，苔也有点黄。鼻腔与口腔相通，这些邪气会让鼻腔流出黄色鼻涕，有时鼻腔里还有喷火的感觉！

咽喉是通往肺部的必经之路，被侵袭后，咽喉会红肿疼痛。这时如果人的整个机体的抵抗力被调动起来，就会变得全身发热了。

如果你的抵抗力足够强，外邪也许就此打住，打道回府了。反之，它们将继续侵袭，进入气管、支气管和肺部。这时，人本能的反抗就是使劲地咳嗽以把外邪清除出去，但是往往越咳就越伤害气道。

邪气侵入了肺部，就导致咳嗽加黄痰。肺与大肠相表里，所以大便受热邪烘烤就干燥难以排出。

另外，大吃大喝损伤了脾胃，不能消化的食物积滞在体内也变成了一种邪气，而大便不通更加剧了这种邪气！热邪再由大肠传到膀胱，小便也就变得赤黄了。

通过上面的描述，您可能了解了，为什么同样是风热感冒，有人高烧，有人低热，有人头昏脑涨，有人目赤肿痛，有人咽喉痛，有人大便秘结。表现症状不同，主要是因为感受热邪的程度不同，个人体质不同。

所以说，针对不同的程度，应该用不同的药物来治疗。

口干、咳嗽，用桑菊饮

在夏、秋季节，天气比较炎热，人体最容易受到风热之邪的侵袭，稍不注意就会感冒。

如果是轻度的风热感冒，有点儿咳嗽，稍微发热，口干甚至有点口苦，有时候还会有头痛和咽喉痛的症状，这时候就需要及时用桑菊饮来对抗感冒症状。

在生活中常用的是桑菊感冒片，它来源于经典的风热感冒方桑菊饮。而桑菊饮，来源于经典的著作《温病条辨》。

桑菊饮由桑叶、菊花、杏仁、连翘、薄荷、桔梗、苇根、甘草8味药组成。桑菊饮以桑叶、菊花为主药，其中桑叶能清肺热，菊花清散上焦风热；薄荷性凉，可以助桑、菊散上焦风热；桔梗、杏仁有宣肺止咳的作用；连翘、苇根清热生津止渴；甘草调和众药。诸药配合，有疏风清热、宣肺止咳的功效。

现在有用桑菊饮制成的中成药桑菊感冒片、桑菊饮煎剂，此外还有丸剂、颗粒、糖浆、散剂等不同的剂型。各剂型用法不同，大家按照说明服用或者遵医嘱就行了。

咽喉肿痛，用银翘解毒片

前面说的桑菊饮主要是针对症状比较轻的风热感冒，如果症状比较严重了，主要表现为咽喉肿痛，同时有发热、微恶风寒，头痛无汗或有汗出而不畅，咽痛口渴，咳嗽，舌尖红，苔薄白，脉跳得很快等症状的话，可用银翘解毒丸（片）。

银翘解毒丸（片）源于古方银翘散，主要由连翘、金银花、桔梗、薄荷、竹叶、甘草、荆芥穗、淡豆豉、牛蒡子等组成，原方还有加用苇根。

银翘散是以金银花和连翘为主药的，二者气味芬芳，既能疏散风热，清热解毒，还能化湿浊之气；薄荷、牛蒡子疏散风热，清利头目，解毒利咽；荆芥穗、淡豆豉辛温而不烈，配入大剂量的辛凉解表药中，能够增强辛散透邪之力，特别针对有时无汗的症状；苇根清热生津，竹叶清上焦心肺之热，桔梗利咽；甘草也可利咽，且调和诸药。

在急性发热病初起时，如感冒、流感、急性扁桃体炎、上呼吸道感染、肺炎、麻疹、流行性脑脊髓膜炎、乙型脑炎、腮腺炎等，以及一些皮肤病如风疹、荨麻疹、疮疡疖肿等，主要是伴有发热咽痛症状的，都可内服银翘解毒丸（片）。

外用银翘解毒片祛风热

外用方面，上述诸病，可以取银翘解毒丸两粒碾碎，加适量白醋调成膏状，用麝香风湿膏剪成一寸见方的小片，敷贴到大杼、风门、肺俞、涌泉等穴位，一次取两穴，每日 1 ~ 2 次。

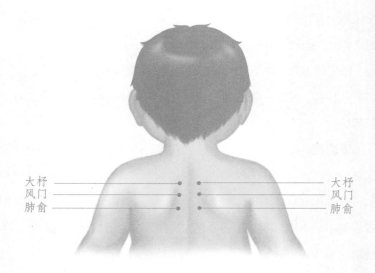

大杼
风门
肺俞

大杼
风门
肺俞

银翘解毒丸（片）与桑菊感冒片有什么区别

同样是针对不太严重的风热感冒，银翘解毒丸（片）和桑菊感冒片都可以疏风清热以解除肌表的病邪。但是，如果是以咳嗽为主的，那就要用桑菊感冒片。而如果症状稍重一些，稍微有点怕冷，咽喉不是干而是肿痛了，最主要的是，咳嗽得不明显，只是偶尔咳一两声，这时候就要用银翘解毒丸（片）。

用法方面，在银翘散原方的描述中，说到病重者约2小时喝一次，白天可喝3次，晚上1次，病情没有缓解的，还可加服。而桑菊饮是水2杯煮取1杯，一日服2次。

感冒后口角溃疡和长口疮怎么办

风热感冒后口角溃疡和长口疮时，可取田七药物牙膏，每日3次涂搽患处，连续 2～3 天。最好是每晚临睡前再涂一次，效果更佳。或将患处用酒精消毒后，取适量西瓜霜喷剂喷在患处，1～2 天即好。

重度风热感冒，防风通圣丸

风热感冒有轻有重，前面提到的桑菊饮和银翘散是针对轻症风热感冒的方子。

如果出现怕冷，发热比较厉害，头昏头痛，眼睛红，口干、咽喉肿痛，偶尔大声咳嗽，咳黄稠痰，兼有大便秘结、小便黄短等情况，就是风热感冒的重症了，可以选用防风通圣丸治疗。

防风通圣丸药物组成众多，有六部分：

先看汗、清、下、利，攻除实邪的四组药。

第一组为防风、荆芥、薄荷、麻黄。可疏散在表的风热之邪，通过发汗的作用带走一部分热量，此为"汗"法。

第二组是石膏、连翘、黄芩、桔梗。可以清利头目，清除上焦风热，此为"清"法。

第三组是大黄和芒硝。都是泻药，使大便通畅，让下部的热邪从大便排出去，此为"下"法。

第四组是栀子和滑石。栀子可以清三焦也就是全身之热，并且通过与滑石的合作使膀胱之热从小便排出，此为"利"法。

以上汗、清、下、利四法，均是攻除实邪的治疗办法。

风热之邪，本来就容易耗血伤气，此时如果再一味地攻伐，势必会加重气血的耗伤！防风通圣丸高就高在不光有攻，还有补。且看两组补药：

第一组为当归、川芎、白芍，只差一个熟地黄就凑齐四物汤了，"四物有三物，补血有着数"，大可养血活血。

第二组为白术加甘草，四君子汤已来了两君子了，健脾补气，加强脾胃功能，帮助积存在胃内的食物更好地消化。

如此配伍下来，有攻有补，攻则四法同下，补则气血俱补，而又表里双解，三焦并治，使人体之气和人体水液上下运行通畅。

一般情况下，原本喜欢吃肥腻的东西，有习惯性便秘的人，用防风通圣丸（散）治好了重症的风热感冒后，您会欣喜地发现，大便变得通畅，感冒不怎么发作了，有慢性荨麻疹的话，也一并好了。

其实这一点都不奇怪。能治疗便秘是因为有清热通下的中药，另外还有补血补气之药，即使是老年人也是适合吃的。此外，皮肤瘙痒红肿之症，中医认为大抵也是因为风热作怪（风导致痒，红表明热），而且很多人得病是生活饮食无规律导致的，通常都伴随大便不爽等症状，所以都一并给解决了！

如果您比较肥胖，属于那种胃口好、吃得多拉得少的，也可以试试防风通圣丸（散），坚持服用 1 ～ 2 个月，会有惊喜。

肖博士温馨提示

外感风邪，内有积滞，这种情况很常见。虽然防风通圣丸治疗效果很好，但是要想这种病症不再出现，一定要在饱食以后预防感冒或者感冒时坚持粗茶淡饭，不要饱食，更不要吃鸡鱼肉蛋等油腻的东西。

中药抗生素：牛黄上清丸

常见的中成药还有牛黄上清丸，我常用大蜜丸，不过吃的时候要掰开揉成小丸，也有人能够直接嚼服。这种药也有小蜜丸。

该药由牛黄、薄荷、菊花、荆芥穗、白芷、栀子、黄连、黄柏、黄芩、大黄、连翘、当归、川芎、赤芍、地黄、桔梗、甘草、石膏、冰片组成，也可以分成几组。

一组是解表的药，如薄荷、菊花、荆芥穗、白芷，所谓"上"，也有表的意思，能够解除上呼吸道的症状。

二组是清火的药，牛黄、石膏和冰片清热解毒，主要清上焦和中焦之火；黄连和大黄清中焦胃之火；黄芩清上焦的肺火；黄柏清下焦的肾火；栀子、连翘上中下三焦之火都可以清。

三组是补血活血的药，其中包括四物汤，即当归、川芎、赤芍、地黄。

第二组中的黄连、黄芩、黄柏、栀子，其实是黄连解毒汤，加上四物汤合为温清饮，该方载于明代号称"医林状元"的名医龚廷贤名著《万病回春》。

此外，还有桔梗引药上行，甘草调和诸药。

如果再加上柴胡、枳壳，其实就是日本人常用的荆芥连翘汤。不要怀疑，这个方子在日本很盛行，用途很广泛。

牛黄上清丸的说明书上写着该药具有清热泻火、散风止痛之功效。用于热毒内盛、风火上攻所致的头痛眩晕、目赤耳鸣、咽喉肿痛、口舌生疮、牙龈肿痛、大便燥结。

实际上，我告诉您，头痛眩晕、目赤耳鸣、口舌生疮、牙龈肿痛，这些都是表现在上焦的火气，当然是可以用牛黄上清丸的；痤疮、疖子、疱疹，这些表面皮肤的热症，也是可以用牛黄上清丸的；咳嗽痰黄、咽喉肿痛这些风热症状，也可以用牛黄上清丸。

口舌生疮、牙龈肿痛，表现在上焦，其实是中焦的火，也是可以用牛黄上清丸的，类似的黄连上清丸，一样可以用。

大便燥结、小便黄赤等下焦的火气，也可以用牛黄上清丸，不光清上，也可以清下。女性的妇科炎症、男性的脚癣汗臭，都可以用牛黄上清丸。

还有一个要说的是，牛黄上清丸中包含着温清饮，该药是治疗血管炎的良药，包括动脉、静脉血管炎。

我有一个朋友患血栓性静脉炎多年，脚痛得不行，劳累后加剧。我让他用黄芪煎水送服牛黄上清丸，连吃了三个月，好了！

现在的人常常管不住嘴，病从口入，吃多了可能诱发高血糖、高血脂、高血压。在一些有钱人中，竟然流行吃安宫牛黄丸来预防"三高"，我偶然得知后惊呆了！

安宫牛黄丸除了清热解毒，还有镇惊开窍的作用，这些人可真是痰迷心窍昏了头啊！如果体质实热还好，若是虚弱之体，可等于雪上加霜啊！

我这里想说的是，如果您真的舌红苔黄体壮如牛，想要清理一下血管，可以偶尔吃点黄连素片（盐酸小檗碱片），或者吃牛黄上清丸也可以，大不可浪费钱去买昂贵的安宫牛黄丸，搞不好还伤了身体。

若是在舌红苔黄、体壮如牛、脾气暴躁的基础上，偶有一过性头晕昏蒙，倒可以尝试一下牛黄清心丸，该药大抵是安宫牛黄丸的简易版。

以上说了几个带"牛黄"字眼的清热药的区别。请大家鉴别清楚症病状后再对症选用。

发热：不要因为温度不高，就不当回事

常常有患者因为持续不断的低热前来就诊。

有些是不明原因的发热，温度不高，通常在38℃以下，去医院

检查一切正常，打针吃药也没有什么效果；有些常出现于热病后期；有些则是一些慢性疾病如慢性肾盂肾炎、肾结核等引起的。

阴虚低热可服用青蒿鳖甲片

总的来说就是晚上发热早上凉，或者下午发热，热退之后没有汗出，兼有口渴、舌红少苔、脉细而跳得很快等症状。

以上所说的属阴虚发热之象，而不是实热。热病或者某些疾病的后期，邪热未能全部清除，而潜伏于阴分之中。正常情况下，人体的阳气白天行于肌表，晚上入于阴。阴本来有伏热，即本有一阳（热属阳），到晚上又有阳气入阴（这也是中医对睡眠的解释），两阳相加于阴，阴不能够制约阳，所以晚上就会发热。等到早上时，一部分阳气又退到人体肌表，热也随之而退了。而阴虚的人，因为阴液不够了，即使阳加于阴也没有汗出（正常情况下，阳加于阴谓之汗）；阴津缺少不能滋润口舌，所以口渴；舌红而苔少，脉细也是阴血不足的表现；至于脉跳得快是因为阴虚有热。

上述情况下的低热要用青蒿鳖甲片来治疗。青蒿鳖甲片由青蒿、鳖甲、生地黄、知母、丹皮5味药组成。

鳖甲即甲鱼的背甲，具有极佳的滋阴退热功能；青蒿气味芬芳，可清热透络，引邪外出；知母既能清实热之火，也能降虚热之火；生地黄和牡丹皮都能滋阴、清热、凉血。

由青蒿、鳖甲等药组成的青蒿鳖甲汤，具有养阴透热的功效。

不明原因的发热，或者慢性肾盂肾炎、肾结核等疾病后期的辅助治疗，都可以试试青蒿鳖甲片！

气虚低热用补中益气丸

气虚发热属于中医学"内伤发热"范畴，是金元四大家之一的李东垣首次提出来的。

脾胃为后天之本，元气滋生之源，他在《脾胃论》中说，"元气之充足，皆由脾胃之气无所伤，而后能滋养元气"。脾胃位于中焦，是气机升降的枢纽，脾胃气虚，则清气不升，浊阴不降，气机阻滞于中焦，阳气郁而不得泄，继而出现火热病证，即通常所谓的内伤热中证。

脾胃内伤是阴火产生的关键，"脾胃气虚则下流于肾，阴火得以乘其土位"。李东垣所谓"阴火"是指因饮食劳倦、情志失调等损伤元气所产生的内伤之火。

因此，气虚发热主要体现在两方面，一方面是脾胃气虚造成元气不足，无以制约阴火，阴火亢盛为害；另一方面是脾胃气机升降失调，气机郁滞而生内热。

早在《黄帝内经》中就有"劳者温之""损者温之"之说，李东垣发扬了《黄帝内经》的理论，创立了经典名方补中益气汤来治疗内伤发热。

本方由黄芪、白术、陈皮、升麻、柴胡、人参、当归、甘草8

味药组成。现在有补中益气丸，组成也是一样的。

可以治疗舌淡苔白、少气懒言的持续低热症，也可以治疗白细胞减少等免疫力低下导致的气虚发热证。

更年期低热怎么办

更年期的低热或者自觉发热而实际体温正常，或者动辄发热汗出，这也都是因为阴虚导致阳气相对旺盛而发热，这时候可以服用六味地黄丸。如果有腰膝酸软等症状者，则更加适合服用六味地黄丸。

对于低热，特别是热象相对明显的，可内服知柏地黄丸治疗。

低热的外治法和食疗方

对于阴虚低热，也可用青蒿鳖甲片或六味地黄丸、知柏地黄丸2粒，碾碎并加入白醋少量混匀，用普通医用胶带敷贴双侧涌泉穴进行辅助治疗。涌泉穴为肾经要穴，有很好的补阴作用。

日常生活方面，低热者可用鳖或鸭子，加玉竹、生地黄等中药炖汤，也有很好的作用。

对于气虚低热，可用补中益气丸大蜜丸一，加少量白醋调敷神阙穴或足三里穴。

热毒：冷静对待那些被"封神"的清热解毒药

很多时候，人身体不舒服，出现一些疾病，不外乎两种邪气在作怪，一种是寒邪，另一种就是热邪。

热邪侵犯人体的时候，轻则会引起风热感冒、咽喉肿痛，重则有可能引起身体的各种瘀血肿毒。根据程度的不同，应选择不同的药物来治疗。

解毒凉血利咽喉，用板蓝根颗粒

很多流行性感冒都是热毒引起的，对于热毒导致的身体发热、头痛、咽喉肿痛、扁桃体炎、流行性腮腺炎以及身体斑疹等，都可以用板蓝根颗粒。

一般情况下，尤其是预防流感和治疗咽喉肿痛，直接冲服板蓝根颗粒就可以了。对于热毒侵袭导致的一些皮肤科疾病，尤其是玫瑰糠疹等，可用板蓝根煎水内服，也可直接擦洗患处，或内服外用同时进行。

板蓝根首载于《本草纲目》，后世本草医书多有记载。板蓝根性苦寒，有清热解毒、凉血利咽之功效。板蓝根颗粒是提取板蓝根有效成分的现代制剂。

现代研究表明，板蓝根有良好的抗病毒和解毒作用，并可提高机体的免疫功能，预防流感。所以，在 2003 年中国暴发"非典"的时候，人们疯狂抢购板蓝根颗粒，板蓝根药材一度脱销，在 2009 年的猪流感大潮中，墨西哥当地的华人又开始热捧板蓝根。

肖博士温馨提示

可能很多人对板蓝根都有个误解，有的朋友一感冒就用板蓝根颗粒冲水喝，这其实是不科学的。

板蓝根性寒凉，只能治疗上述温热性质的疾病，最常用于预防流感和治疗咽喉肿痛。但是，对于风寒感冒所引起的如恶寒重、发热轻、无汗、鼻塞流清涕、口不渴、咳吐稀白痰等症状，用板蓝根反而会适得其反。本来就是寒证，再用苦寒药反而会加重病情。

另外，苦寒败胃，有碍消化功能，所以肠胃不好的朋友最好少用或不用板蓝根。

猪流感袭来之时，广东某著名中医院曾经公布"非典"防治方的温病专家，又一次公布了预防猪流感的家庭药方，这次并不包括广东人熟悉的板蓝根。专家指出，猪流感病例有腹泻等胃肠道症状，中医认为苦寒伤胃，不主张使用偏苦的板蓝根。

"封神"的双黄连

笔者修订此书时，碰上新型冠状病毒性肺炎流行。某日早起，忽然朋友圈刷爆，说双黄连可以预防该病。跟多年前的"非典"时期的板蓝根一样，双黄连又被一夜"封神"。

但我当时就清楚地知道，又是一个闹剧而已，搞不好又会有人跳出来说中医不科学了。

双黄连配方中并没有黄连，而是由金银花、黄芩、连翘组成，"双"大概指代金银二字，"黄"和"连"各取自黄芩和连翘。三药具有疏风解表、清热解毒的功效，用于外感风热所致的轻度感冒，症见发热、咳嗽、咽痛。市面常见剂型有颗粒剂、口服液、注射液等，这次老百姓抢购的，基本上是双黄连口服液。

此次全民抢购事件缘起一则新闻，说上海药物所和武汉病毒所联合研究初步发现，中成药双黄连口服液可抑制新型冠状病毒。而抢购前不久，世界卫生组织刚发布消息称，还没有预防和治疗新型冠状病毒的药物，特定的治疗方法正在研究中。

当时，中医界"大咖"张伯礼院士说，不必盲目抢购，仍有很多类似的替代产品，不少中成药都有抗病毒功效，但并非主要针对病毒，而是作用于改善身体状态，提升机体的免疫功能。

张伯礼说："针对新型冠状病毒，双黄连有抑制作用，（但目前）双黄连只是做体外实验有效，现在还没有临床的评价，抢购太没有必要了。因为同类的药中，很多中药都含有双黄连成分。像复方金银花颗粒、热毒宁、清热解毒口服液，都含有这三种成分。含有两种成分的药就更多了，像抗病毒口服液、连花清瘟、精制银翘解毒片、痰热清等都有这样的作用，在以前的研究中都有抗病毒的作用，但都是广谱的。中药也不是针对治病毒，主要是针对改善体内的一些状态。"

这个道理并不难理解，我们前面也提到过，中药抗病毒基本都是清热解毒的一类药，属于苦寒的，会伤身体，医生通常给病人开的是多种中药组成的方剂。有些抗病毒的中成药里面也有补气，也就是提高免疫力的成分，例如新冠肺炎时期治疗使用的连花清瘟胶囊里就含有红景天。

另外一位院士仝小林就说道：此次疫情治疗要慎用苦寒药。因为疫情暴发的武汉地区湿冷，大部分确诊病人表现为寒湿，如果还用上双黄连一类的苦寒药，无异于雪上加霜！普通老百姓如果本身身体虚寒的，还去赶时髦喝什么双黄连，估计免疫力会进一步下降，从而加大感染的风险！

总之，大家记住一件事就行了，板蓝根和双黄连之类，主要是清热解毒治疗咽喉肿痛的，不是百病皆治，尤其不能用来治疗风寒感冒。对于身体健壮的人还可以预防流感，而对于平时身体比较虚弱、总是有气无力的人，脾胃功能不好吃饭不香的人，都不适合。

热邪肿毒，请用 400 年老药片仔癀

曾经看到这样一个案例，一个中年农民，右脚严重坏死，腐败变臭，呈现黑色。此病西医叫作血栓闭塞性脉管炎。患者痛苦不堪，整日躺着号叫，西医称要锯掉整只脚，不然性命不保。后来，其家人想到找中医试试。结果，最后就是用片仔癀，内服加外涂，用药第二天，剧痛减轻，一个月后，患者居然奇迹般地康复了！

热毒非常厉害的时候，侵袭人体，就不再是感冒、咽喉肿痛那么简单了，有的时候容易导致热毒血瘀，痈疽疔疮，无名肿毒，跌打损伤，烧伤、烫伤，甚至慢性肝炎等各种炎症和各种恶性肿瘤。

对此，可试试片仔癀，它清热解毒、凉血化瘀、消肿止痛的效果非常不一般。也正因为这样，外科手术后为了消炎止痛，防止伤口感染，加快愈合等，有时也会用到片仔癀。

片仔癀源自明朝太医的宫廷秘方，他根据该秘方研制出了这种特效退黄、消肿的良药。

片仔癀由牛黄、麝香、三七、蛇胆组成。

牛黄具有强大的清热解毒、息风止痉、化痰开窍的功效；麝香开窍醒神、活血通经止痛；三七化瘀止血、消肿定痛；蛇胆为乌梢蛇、金环蛇、眼镜蛇等的胆囊，具有清热解毒，燥湿杀虫之功效。

如有外部的疮疡肿毒，除了内服之外，还可以用冷开水或者食醋调匀外敷患处。内服一次 0.6 克，8 岁以下儿童一次 0.15 ~ 0.3 克，一日 2 ~ 3 次，外用适量。

片仔癀比较贵，但是效果超好，400 年老药片仔癀，依旧在今日医药舞台上绽放活力光彩，不信赖它还能信赖谁呢？

忽冷忽热，心烦意乱，使用小柴胡冲剂

生活中，有时候比较轻的症状，您可能也说不上有什么病，但就是浑身不舒服。主要表现是一会儿冷一会儿热，心烦意乱，觉得胸部闷闷的，不舒服，有时候会口渴等。

这时候，您可以试试小柴胡冲剂。

小柴胡冲剂的配方来自中医八大名方之一的小柴胡汤。小柴胡汤出自医圣张仲景的著作《伤寒论》，可谓出身名门了。

小柴胡汤的组成成分是柴胡、黄芩、半夏、生姜、人参、炙甘草、大枣。这么多的药物里面，最重要的就是柴胡。

柴胡到底有什么样的作用呢？《神农本草经》中就明确提出了柴胡"主心腹肠胃中结气，饮食积聚，寒热邪气，推陈致新"的作用。已故当代著名伤寒大家刘渡舟教授认为，这里所谓"推陈致新"，实际上也就是能够推动人体的新陈代谢。所以刘老提出了柴胡治疗疾病的三大特点：

第一，调理体内气机，推动人体新陈代谢。

第二，疏肝理气，用于心情不好而引起的胸闷、胁肋疼痛等症。而如果体内有火气，柴胡也可以将其散发出去。

第三，"清热退烧"的特殊功能。现代提取了柴胡的有效成分，制成了柴胡冲剂，就是专用来退热的。

所以，柴胡既适用于外感，又能治疗多种内伤杂病；既能治疗肝胆疾病，也广泛适用其他各类疾病。

柴胡有这样的功效，它是小柴胡汤的最重要的组成部分，小柴胡汤当然也有这样的功效了，而且，此方里的其他药还进一步增强了柴胡的功效，使得小柴胡汤能治更多的疾病。

中医的方剂看上去是一堆药物放在一起，好像没什么讲究似的。其实，里面的讲究可大了，就像这小柴胡汤，可不是随意配几味药在一起的，而是很有说道的：柴胡的功效，简单说来可用两个字概括，即为"和"与"升"。黄芩是一味很苦寒的药，有清泄邪热之功，属于清热药；半夏、生姜调理胃气，都有"降"的作用，可以止呕；而人参、炙甘草和大枣都是补药，可以增强人体的正气以帮助抵御外邪。

此方一共由 7 味药组成，所谓"寒温并用，升降协调，攻补兼施"，可以"疏利三焦，调达上下，宣通内外，和畅气机"，这样一个照顾周全的方子，才能够更大范围地治疗多种疾病，而且效果更好。

简单来说，外感方面，凡是感冒发烧均可以使用小柴胡汤剂；内伤方面，那些有时发作有时休的疾病，如疟疾、荨麻疹、低热等，都可以试试。

咳嗽：必须对症治疗，否则适得其反

咳嗽是个很恼人的病，有时连名医都束手无策。

我小时候就贪玩游水，因此感染了风寒，以致咳嗽了整整一个冬天，手和臀部被针打肿了，煎中药的药渣都装了一箩筐，也没有治好。最后还是天气转暖了以后，身体正气慢慢恢复，才算是基本好了。结果还得了慢性咽喉炎，一到严寒的冬天咽喉就会不舒服，干咳。

跟上述不同的是，夏天外界天气湿热，有时也容易引起咽喉发痒，继而红肿疼痛、头晕乏力、发烧咳嗽。

其实"咳"与"嗽"是不同的。"咳"指有声而无痰，是因为肺气伤了，所以咳出声响；而"嗽"指有痰而无声，是因为脾被湿邪困阻而引发的。

咳嗽分为外感和内伤两类。我们这里所讲的，只是外感咳嗽。

外感咳嗽通常又分为风寒咳嗽、风热咳嗽和风燥咳嗽，这三者必须分清楚，才能有选择性地购买中成药来对症治疗，否则可能会适得其反！

风寒咳嗽的症状及中成药内服法

风寒咳嗽大多发生在冬季，咳嗽，痰白而清稀，多伴有怕冷症状，可能加盖几床被子都还觉得冷；发热，头紧痛，像头部被紧裹着一样；鼻塞流涕，舌苔薄而白。

风寒咳嗽可选用二陈丸或者苏子降气丸治疗。

二陈丸由半夏、橘红、茯苓、炙甘草组成。半夏化寒痰；橘红使气顺，痰自消；茯苓能健脾渗湿；炙甘草调和诸药，补中气。

如果您有上述风寒咳嗽的症状，同时又有胸膈满闷之感，腰疼脚软，甚至下肢浮肿，就需要服用苏子降气丸。

中医认为咳嗽是因为本来应该往下降的气却往上冲了，苏子降气丸中的紫苏子能降气止咳，厚朴行气宽胸，降逆平喘，前胡长于降气祛痰，还能宣通肺气。此外，肉桂温补肾阳，当归养血补血，甘草既能调和诸药，也有止咳化痰的作用。

风寒咳嗽的外治法

除了内服二陈丸或者苏子降气丸以外，您还可以选择外治法治疗风寒咳嗽。

方法一： 用伤湿止痛膏或麝香风湿膏，剪成一寸见方的小片。将大蒜捣成泥状，放在剪好的膏片上，贴到大杼、风门、肺俞、天突等穴位。每次2穴，每日1～2次。

方法二： 用伤湿止痛膏或麝香风湿膏，剪成一寸见方的小片。用藿香正气水适量，加入适量艾绒，用预先剪好的膏片敷在大杼、风门、肺俞、天突等穴位。每次2穴，每日1～2次。

风热咳嗽的症状及中成药内服法

风热咳嗽多发生在春、夏季，咳嗽痰黄而浓稠，苔薄黄，兼有口渴、咽痛，或者还有发热头痛、怕风、出汗。

治疗风热咳嗽的中成药比较多，我常用的有橘红丸和清气化痰丸，两个都是经典名方。

痰多不易咳出，用橘红丸： 对于风热咳嗽中明显表现为咳嗽痰多，痰不易咳出，胸闷口干的情况，一般用橘红丸治疗。

橘红丸出自明代的《古今医鉴》。它的成分除了前面已述的陈皮、半夏、茯苓、紫苏子、甘草以外，还有橘红、桔梗、杏仁、紫菀、款冬花、瓜蒌皮、浙贝母，以及生地黄、麦冬和石膏。药效主要是加强了化痰、生津、润燥的功能。

痰多而黄稠，用清气化痰丸：如果咳嗽比较剧烈，同时痰多而黄稠，且胸腹部满闷感明显，就要用到清气化痰丸了。

清气化痰丸出自明代名医吴昆的《医方考》。该方中除了橘红丸所含有的半夏、陈皮、杏仁、茯苓之外，还有黄芩、瓜蒌仁、胆南星和枳实。上述各药都能从不同方向给人"清气"，即清肺热之气。

风热咳嗽外治法

风热咳嗽外治，可用川贝母 8 克研末，鲜竹沥水 1 支，倒入混匀成糊状，外敷于肚脐处，每日 1 次，3 ~ 5 次即可。

风燥咳嗽的症状及类型

风燥咳嗽主要发生在秋季。秋季气候干燥，冷热无常，容易感染风燥而咳嗽，症状主要是燥咳无痰，或者痰少而黏稠，很难咳出，鼻燥咽干。

风燥咳嗽的治疗要点，讲求一个"润"字。养阴清肺丸、百合固金丸和念慈庵蜜炼川贝枇杷膏都是治疗风燥咳嗽的良药。

风燥咳嗽主要有以下三种类型：

1. 干咳少痰，甚至痰中带血，咽喉干燥疼痛的咳嗽，要用养阴清肺丸。它主要由生地黄、玄参、麦冬、川贝母、牡丹皮、白芍、薄荷、甘草组成。生地黄与玄参养阴而清热，牡丹皮凉血，白芍养血，薄荷疏散风热、清咽利喉，川贝母润肺止咳、化痰清热，加之甘草调和诸药，兼以解毒。

2. 久咳干咳兼有腰膝酸软、头昏耳鸣等症状，主要用百合固金丸。百合固金丸在养阴清肺丸的基础上加上百合、熟地黄、当归和桔梗，百合和熟地黄养阴，当归补血。

3. 如果有以干咳、咽喉燥痛、鼻唇干燥为主要表现症状的风燥咳嗽，可用念慈庵蜜炼川贝枇杷膏。此药组方与橘红丸较为相似，但更注重润的功能，加上是用蜜炼成的膏剂，一喝进去，干燥的咽喉立刻得到百倍的滋润。

风燥咳嗽的食疗方

风燥咳嗽者，须多吃冰糖雪梨糖水。做法如下：雪梨一只洗净带皮切成小块，加水和冰糖适量煮开 10 分钟左右，放至冰凉再喝汤吃梨，同时应多喝凉开水。

受风寒后咳喘，请用桂龙咳喘宁胶囊

有一年夏天，天气异常炎热，我父母只好整日在家里吹空调。一天晚上，空调房里有点凉，第二天早起之后，母亲突然感到身体困重、胸闷、咳嗽、气喘，觉得呼吸很紧张，像要闭塞一般。

　　母亲有轻度慢性支气管炎，想必这次是受风寒暑湿而发作了，我这个做医生的儿子当然要担起治疗的重任。先后开了三张祛风寒、止咳喘的方子，都不太奏效，最后想起桂龙咳喘宁胶囊，赶紧买来一试，母亲说吃后感觉不错，一盒吃完，就已痊愈了！

　　桂龙咳喘宁胶囊是现代的研制方，由桂枝、龙骨、白芍、生姜、大枣、炙甘草、牡蛎、黄连、法半夏、瓜蒌皮、炒杏仁11味药组成。其实细细看来，此方是由《伤寒论》中的桂枝汤加桂枝甘草龙骨牡蛎汤加减的。

　　桂枝汤由桂枝、白芍、生姜、大枣、炙甘草5味药组成，有解肌发表、调和营卫之功效，用于治疗怕风发热、头痛出汗、鼻鸣干呕、苔白口不渴、脉浮缓之外感风寒表虚证，可解除支气管痉挛。

　　桂枝甘草龙骨牡蛎汤是治疗感冒后心阳虚、心神涣散所致的心悸烦躁之症。心阳不足，心脏动力不够强劲，就会导致心悸、烦躁、心神涣散、常常噩梦纷纭等。这时候要用桂枝甘草温通心阳，外加重镇潜阳的龙骨、牡蛎来收敛，安神除烦。

　　此外，黄连苦寒，清热燥湿除满，法半夏燥湿化痰，降逆止呕，二药合用可祛除空调病寒湿引起的胸腹痞满、恶心呕吐等症。

　　瓜蒌皮清热化痰，润肠通大便。肺与大肠相表里，咳喘而大便不通的，用瓜蒌皮最为适宜。杏仁是人人皆知的止咳药，有止咳平喘之效，因为属于果仁，多含油脂，所以亦可润肠通便。杏仁与瓜蒌皮上可使肺气得宣发，下可使大便通畅。上下皆通，则一身皆通，气机顺畅，疾病岂有不愈之理？

肖博士温馨提示

冬季气候寒冷，慢性支气管炎患者常常不胜风寒而突发疾病，体质差的人外感风寒间或夹湿也可引发急性支气管炎。但不管急性还是慢性，只要有咳嗽、气喘、舌苔白的症状，不管有没有咳痰，都可用桂龙咳喘宁来治疗。

不同类型的咳喘怎么治

桂龙咳喘宁的作用主要是止咳化痰、降气平喘。如果舌苔和痰液是白的，则一定要用桂龙咳喘宁。有急、慢性支气管炎患者的家庭，备两三盒桂龙咳喘宁胶囊是明智之举！

如果舌苔黄、痰黄，或口干、咽喉痛、发热等，则是由风热或痰热引起的，这时不可用桂龙咳喘宁，而需用双黄连口服液和（牛黄）蛇胆川贝液。

严重者咳嗽痰浓、呼吸急促、鼻翼扇动、面赤唇红、大便秘结、小便黄短，需用麻杏甘石合剂以宣肺化痰。

04

脏腑疾病，
这些药常备无患

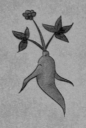

心脏不适：麝香保心丸日常、急救都能用

现代人吃得太好，营养过剩，脂肪的堆积很容易使血液变得像粥一样浓稠，以致血管硬化，失去弹性。

硬化的血管就像生锈的水管一样，管径变小了，从而使得通过的血流量减少，使心肌缺氧而导致胸闷、心绞痛等症状。

经常有心脏不适的朋友，我建议您家里常备一些救心、护心、养心的药物。

急救、日常皆可用麝香保心丸

我有一个病人是位 86 岁的老太太，有轻度冠心病，偶尔会感到胸闷、心悸，稍有紧痛感。她之前一直服用产自日本的救心丹，时间长达 20 余年。此丹非常贵，而且需要从香港购买。后来我向她推荐了麝香保心丸，她现在身体一直很健康，每天开心地生活着，尽享天伦之乐。她说："现在我更信赖麝香保心丸！"

麝香保心丸是在心绞痛发作期和缓解期都可使用的好药。它由麝香、苏合香、人参提取物、牛黄、肉桂、冰片和蟾酥 7 味中药组成。

整个配方中，麝香、苏合香和肉桂是温通之药；而牛黄、冰片和蟾酥 3 味是清热解毒的寒凉之药；再加人参以益气养阴、扶助人体正气从而达到强心的功效。加入人参使此药可长期服用而不至于被其他几味药伤了正气。

麝香保心丸采用微粒丸制剂，且不粘不黏，不宜风化，易被人体快速吸收，这样才能起到救命的效果。平时口服，每次 1 ～ 2 丸，每日 3 次；症状发作时也可像硝酸甘油一样舌下含服 4 粒。其作用可与硝酸甘油等西药相媲美，且无明显的副作用。

麝香保心丸能促进血管新生，阻止动脉粥样硬化，改善心脏供血，适合长期服用，能很大程度上改善胸闷、心悸之症。

如果您经常胸闷、心悸、心绞痛，我向您推荐使用麝香保心丸。很多病人都是随身携带此药丸，以备不时之需。

保心又补气，用通心络胶囊

中医认为，心气亏虚则无力推动血液在心脏中运行，时间长了使血液淤积在心，血络不通，很可能引起心胸部刺痛。通心络胶囊既能补气又可活血，气血同治，通络止痛。

通心络胶囊一般不用于急救，而侧重于活血通络止痛。

该药由人参、水蛭、全蝎、土鳖虫、蜈蚣、蝉蜕、赤芍、冰片等组成。

本方与上面所说麝香保心丸的区别是，本方用的动物药比较多，功效更强，更注重破血逐瘀、通络止痛。

因为通心络胶囊有强大的破血逐瘀的作用，所以有出血倾向的患者及孕妇不宜使用。鉴于药性较猛，个别患者用药后可能出现胃部不适，可改为饭后服用。

心绞痛的外治法

对于常有心脏不适的人，除了内服上述两种药之外，还有两种更简单的方法，就是直接用伤湿止痛膏外敷心前区或后背的心俞，达到药物归经、缓解心脏不适的效果。

具体方法如下：

方法一：将 4 粒硝苯地平（心痛定）片碾碎，放在伤湿止痛膏上，直接贴在心前区或后背的心俞等疼痛最明显的地方。每天换 1 次药，7 天为 1 个疗程，坚持 3 ～ 5 个疗程。

方法二：将适量七厘散加白酒调成糊，放在伤湿止痛膏上，贴在心前区疼痛处，每天换 1 次药，连续贴 1 个月左右。

适用于其他类型心脏不适的药

1. 有的冠心病病人遇寒或受凉后胸痛加剧，脸色苍白，手脚冰冷，不自觉地冒冷汗，原因是胸中阳气不足导致心中血管不通，可选用苏合香丸或冠心苏合丸口服。

2. 如果您除了胸前区疼痛，还有心悸气短、自汗、口干而不想喝水、舌质红而舌苔少、脉细无力的症状，就属于气阴两虚型，可选用生脉饮（颗粒或胶囊）内服，加强益气养阴之力。

3. 有的冠心病病人表现为心悸气短、四肢发冷、胸前区疼痛、腰膝酸软，可选用金匮肾气丸或右归丸，通过补肾纳气来增强心脏的功能。

4. 如果胸闷胸痛气短的基础上，舌头比较红，是偏热证，可以用复方丹参片或丹参滴丸来治疗。因为丹参是活血凉血的，比较对症。复方丹参滴丸也可以舌下含服，起效较快。

总之，如果是有胸闷、心悸、心绞痛等症状，舌苔白而厚的，是属寒证，建议用麝香保心丸来治疗；如果舌质偏红的，是热证，就用复方丹参片或丹参滴丸。待到病情稳定时，可继续服用相应的药物来进行长期的调理。

心脑血管堵塞：血栓通帮你扩张疏通

很多不良的生活习惯都在影响着我们的健康，吸烟、喝酒、吃得过于辛辣油腻以及环境污染等都在严重地侵蚀着我们的血管！血管里的废物越来越多，血液越来越黏稠，管道越来越狭窄，最后就很容易堵塞！而心脑血管因为工作量最大，所以也就最容易出现这种情况。

脉络堵塞有哪些表现

心脑血管阻塞的人经常会头晕，严重的甚至突然感到眼前一黑，就晕倒在地了。如果还能自己醒过来，并且幸运地发现手脚还能正常活动，嘴巴也没有变歪，那就叫短暂性脑缺血发作。不过您千万不要掉以轻心，这是中风的先兆，请赶紧去医院治疗。

如果发现半边身体不怎么受自己控制了，伴有肢体麻木，口眼歪斜，甚至都不会说话了，这叫脑血管意外，大部分人是脑梗死，就是脑血管堵塞不通了，小部分人是脑出血，也是因为脑血管堵塞不通而压力又大导致血管破裂出血。脑得不到血液供应氧气，相应部位很快就会坏死，结果就是半身不遂，中医叫作中风！

如果某天突然胸闷、刺痛，连带着后背和肩膀疼痛，这是心脏给您发出警告了！如果心血管完全堵塞，心肌得不到营养，就会坏死，严重堵塞的话，整个心脏都会停止跳动！

血栓通让血管重新畅通

上述这些病，中医认为是脉络瘀阻，可以用血栓通或血塞通来治疗。如果是单方，两个药的成分都是三七（三七粉的有效提取成分，也叫三七总皂苷）。大家都知道著名的云南白药，其主要成分就是三七，它能活血化瘀、扩张血管、改善血液循环。

血栓通作为家庭常备药，有高胆固醇、高血压、动脉粥样硬化的患者，平时都可以买来作为预防之用。

市面上能买到的是复方血栓通。它是主要由三七、黄芪、丹参、玄参等药做成的复方制剂，有胶囊、软胶囊、片剂、滴丸等剂型。您购买后，按说明书口服即可。

三七与人参同属五加科，都有补气的作用；黄芪加强补气之力；丹参加强活血；玄参养阴清热。心脑血管堵塞，伴有视力下降或视觉异常，眼底瘀血，精神乏力，咽干、口干等症的人都可用此类制剂。丹参和玄参都偏凉，适合舌头红的热证。

发展到半身不遂、口眼歪斜、言语不利、偏身麻木或者胸痹心痛、心绞痛、心肌梗死等病症者，如果住进医院，不管中医、西医，都可能会给该类患者使用血栓通或者血塞通。有中风后遗症的患者，服用血栓通和血塞通也会促进康复。

临床上只要有血管不通的，都可以使用这两个药。必须说明的一点是，像心绞痛、心肌梗死这类比较危险的疾病，血栓通和血塞通不能作为急救之用，请切记！

救急通常用硝酸甘油或者麝香保心丸和复方丹参滴丸，具体请遵医嘱。

心脑血管疾病，预防尤为重要，老年人一定要保持健康的生活方式，如低盐低脂饮食、戒烟、限酒、控制体重、适当运动、避免精神刺激、保持良好的心理状态等，此外高血压、糖尿病等也可能引起心血管疾病，需特别注意。

肾虚：左归丸、右归丸保驾护航

肾为先天之本，是一个人天生的身体条件，比如身体强不强壮，哭声是否响亮，眼睛是否有神，毛发是否乌黑浓密，这些都是归肾所管的。

在中医看来，肾脏只有虚证，没有实证，因为肾脏储藏的精气越充足越好，不怕多，就怕少了。肾虚主要表现为肾阴虚与肾阳虚。

肾阴虚用左归丸

肾阴虚是指肾脏阴液不足，也就是肾水不足，多是由久病伤肾，或者房事过度，或者先天禀赋不足等引起。肾主骨的作用不能很好地维持，就会腰酸腿软；肾虚脑髓失养，就会头晕耳鸣；肾精失于封藏，所以遗精滑精，盗汗自汗。

有上述肾阴虚症状的朋友要用左归丸。

左归丸出自张景岳之手，组方有 8 味药：熟地黄、山药、山茱萸、龟板胶、鹿角胶、枸杞子、川牛膝、菟丝子。熟地黄、山药、山茱萸均是补阴药；龟板胶为乌龟壳所熬制，乌龟长期生活在水中深穴里，大有补阴之功；鹿角胶补阳；枸杞子和菟丝子阴阳双补；川牛膝补肝肾。左归丸的整方是"纯补无泻"的，适用于肾阴虚比较严重，而又没有潮热、五心烦热、口舌干燥、舌质红等阴虚内热症状的患者，如神经衰弱、腰肌劳损、慢性肾炎等。

阴虚阳亢吃六味地黄丸

阴虚则阳相对亢盛，表现为午后定时发热、五心烦热、口干舌燥、舌质红、舌苔少甚至没有舌苔。

如果阴虚与阳亢的症状并见，则需要服用六味地黄丸，它对肾亏引起的腰膝酸软无力、骨头营养不良、脑髓不足引起的头晕目眩、耳聋耳鸣、遗精、盗汗、午后发热、五心烦热、口燥咽干特别有效。

因为它有"三补三泻",既能补阴又能让虚热渗出来。

六味地黄丸在前面讲过,它是由熟地黄、山茱萸、山药、泽泻、牡丹皮和茯苓这几味药组成的。

熟地黄是生地黄炮制后的药品。山药、茯苓、牡丹皮、泽泻都属坎卦。坎卦在人体对应肾,这几味药都补肾。山茱萸色红,属于兑卦。兑在人体对应肺,"肺为水之上源",山茱萸自然能从源头上补肾。这样的几味药放在一起,可想而知补肾的力量该有多强。

所以,六味地黄丸是中医从古至今的补肾佳品。

现在要小心了,查查有没有上面的症状,如果有上面症状中的某一种,那就意味着肾亏了,赶紧去买六味地黄丸吧,规规矩矩地吃一段日子,把肾好好补补。

其实,不用多说了,对这六味地黄丸的使用,就一句话:只要是肾亏的,它都能用。

肾阳虚用右归丸

肾阳虚衰,就是人身火气不足,不能起到温煦推动的作用,所以会有全身功能低下、虚寒怕冷、四肢冰凉、腰膝酸软疼痛、精神萎靡、面色苍白等症状。不过,肾阳极度虚衰者也可能面色黑,没有光泽。

右归丸现代常用于老年性骨质疏松症、肾病综合征,精少不育、性功能减退、贫血、白细胞减少症等具有肾阳虚衰症状的疾病。

拿性功能减退来说,又叫性冷淡,为啥"冷"淡啊?阳气不足啊，火力不够啊！想想冬季天冷，人的性欲也较低；等到春暖花开，性欲就会提升，动物都在春季发情，天人合一，都是一个道理啊！

右归丸由熟地黄、山药、山茱萸、枸杞子、菟丝子、鹿角胶、杜仲、肉桂、当归、熟附子 10 味药组成。

熟附子、肉桂是温里补阳的首选之药，鹿角胶既温肾阳又补阴血，菟丝子和杜仲补肝肾、强腰膝，当归养血补血。右归丸偏重于补肾阳，纯补无泻。诸药一起起到补精血、求阳气的作用。

对肾阳虚兼有痰饮、水肿等症，则要用金匮肾气丸。

总的来说，左归补阴，右归补阳。纯肾阴虚者，即只有腰膝酸软、头晕耳鸣等症者用左归丸；以肾阳虚为主症者，即还有虚寒畏冷的，则用右归丸。

如果肾阳虚冷的，可以艾灸肚脐下面正中的气海、关元穴，每天一两次，每次半小时，局部微红为度。注意防止烫伤皮肤，用完彻底熄灭艾条，以防火灾。

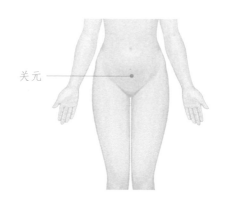

关元

尿频、尿失禁、怕冷，用全鹿丸

尿频是指小便次数明显增多，有的甚至一天达到数十次。

尿失禁是指排尿自控能力丧失，尿液在无意识的情况下自行流出。

尿频和尿失禁由多种原因引起，其中肾虚是主要原因。

导致尿频、尿失禁的原因有哪些呢？

首先，先天不足可以导致肾虚，就像之前说的小孩尿床一样，那是你的父母没有给你好的身体，怪不了别人。其次，劳累过度，包括房事过度，也会损伤肾气，尤其是在万物封藏的冬天过度进行性生活是最伤肾的了。

有尿频、尿失禁之症，且没有尿道炎、膀胱炎等泌尿系炎症，常见于老年人，如果年老体衰，经常腰膝酸软、行动迟缓、牙齿脱落等，基本上都是属于肾虚的了。如果加上舌质淡、苔薄白而不见黄、脉比较虚弱等，那就更是肾虚无疑了！

尿频、尿失禁，伴有怕冷的症状，就用全鹿丸。

全鹿丸主要原料是中等大小的全鹿，加上30多味中药而组成。如补气健脾的四君子汤，强力补气的黄芪和山药，养血活血的当归、川芎、熟地黄，补养肺胃之阴的天门冬和麦门冬，行气的陈皮、沉香，温里的川椒和小茴香，以及大量补肝肾、补阴、补阳、阴阳俱补的药物。

切记辨证一定要"虚"，即总感觉精神疲倦、力不从心、怕冷之类的，否则一般人受不了这个温补，吃了可能会流鼻血。

肾阳虚不甚怕冷，用金樱子膏

如果没有怕冷的症状，就可以吃金樱子膏来治疗。

金樱子膏是用金樱子一味药熬制而成的。金樱子在补肾的基础上具有很强的收涩功能，凡是人体中有过多的水液物质出来的病症，例如遗精滑精、遗尿、白带过多、多汗盗汗、久泻久痢、流口水等，均可用金樱子膏来治疗。

如果家里有体质虚弱的老人，不妨经常吃一些金樱子膏以补肾固精！

特别是老年男性，往往因为前列腺增生导致尿无力、夜尿多，可以用金樱子膏补补。

肖博士温馨提示

人有时候喝水多了，排尿次数短时间（一两个小时）内增多是正常的现象；女性的尿道短而直，在膀胱饱满时，用力咳嗽或者压迫小腹部，偶尔有少量尿液流出来，这也是正常的。以上两种情况都不可认为是病，不需用药物治疗。

脾虚肥胖：归脾丸补脾气养心血

随着生活节奏的加快，越来越多的人拼命工作而顾及不到自己的脾胃，压力增加，再加上不合理的饮食，所以就导致了很多人的脾胃出现问题，那么如何调理"受伤"的脾胃呢？本节我们一起来看看吧。

没胃口、不消化，气血不足，人太瘦，用四君子颗粒

在减肥成为爱美女性时尚话题的同时，也有人问我：怎样才能增肥？

有一位朋友是职场女白领，面容姣好，身材修长。美中不足的是：她162厘米的身高，体重从来都在40千克（80斤）以下，看起来实在是太瘦太单薄了，似乎一阵风都可以把她吹走。此外，她脸色略显苍白，说话细声细气的，虽然打扮得很精致，但是看起来很没有精神。她为此非常苦恼，想让我教她点儿增肥的方法。

太瘦、吃饭少，都是脾胃没力气。

生活中有很多女性朋友都是这样，她们往往除了体重偏轻外，并没有其他的疾病，只是每次吃饭都吃得很少，大多数时候都没有什么胃口，味道重一点儿的，像酸辣、麻辣的，就稍微吃多一点，吃水果也不太容易消化，大便常常比较稀。看舌，舌质很淡；探脉，

脉很细，跳得很慢。

这是一种典型的亚健康状态，主要原因是脾胃气力不足，先前吃进去的还没有消化，自然就不想吃新的东西。另外，因为四肢肌肉筋骨不能得到足够的营养物质，所以气血不足、中气不足、瘦弱单薄、全身乏力。

这时候，可以用四君子颗粒来调理。

这里的四君子，非文人所谓的梅兰竹菊，而是指党参、白术、茯苓、炙甘草 4 味中药。因为这 4 味药药性都很温和，不燥不热，分量也很小，就像温文尔雅的君子，所以就叫四君子，源于古方四君子汤。

方中的党参大补元气；白术补脾气；炙甘草既可调和诸药，又可补中焦脾胃之气；茯苓健脾除水湿。四药合用，既保证体内营养精微物质的运化、吸收，又能及时排出体内水湿，帮助排泄。

脾胃功能好了，自然会从饮食中吸取养分而化生气血。

下面我再说一下，想长胖的人该吃点儿什么。

有上述情况想要长胖的人，可早晚煮山药白米粥（山药与白米比例可为 1：1）食用，可根据自己口味加白糖或盐等调味品。还可用猪肚一个，去油，稍作冲洗去味留内膜，切成小片，加生姜三两片去腥味，加水炖至烂熟服用。

我还告诉我的这个朋友，除了要吃四君子丸提高脾胃功能外，还要尽量在晚上 11 点前睡觉，并且适量运动以减轻压力，帮助恢复脾胃功能。

到后来她告诉我，把身体调理好，长胖了以后不久，她就结婚了，还生了一个大胖小子呢！

吃不香、睡不好、人太胖，用归脾丸

话又说回来，要求减肥的还是比想增肥的人多。我来讲讲怎么用中成药减肥吧！

有一天，门诊来了一名胖胖的 40 多岁的女性，因为月经量过大导致严重贫血，妇科医生用药止不住，说没办法了，只能切除子宫。

她说反正子宫完成了历史任务，切也无妨，但还是想问问我的意见。

"身体发肤受之父母"，我让她先服我几剂药试试。

我用的就是归脾丸加减，结果血止住了，一个月后，她非但月经量正常了，气血也补起来了，意外的收获是还减重了 5 千克（10 斤），全身肌肤变得紧致，不再松松垮垮的了。

奇怪的是，这期间并无节制饮食，抑或加强体育锻炼，这是怎么回事呢？其实呀，她肥胖也好，月经量大也好，都是一个原因——脾虚了！中医认为，五脏之中，脾居于中，上有心肺，下有肝肾，脾气必须旺盛，气才能上通下达，全身气血才会正常。

如果脾虚了，有的人表现为没有胃口，吃不下饭；更多的人胃口没有影响，甚至还很旺盛，但是肚腩越来越大，身体越来越肥。

特别是一众美女，既想饱美食口福，又要求身材苗条，甚至不少女性抱怨说"喝水都长胖"。这就好比一个贪官，放肆地往肚子里贪财，结果又不敢花出去，肚子不大才怪呢！这类朋友伸出舌头自己照照镜子，往往舌体胖大、舌质淡红，舌苔白甚至厚，一派虚象。

中医认为脾主排湿，人到中年，压力山大，过度劳累，往往乏力困重，这就是脾虚的表现。脾虚后，排湿的能力下降，水湿堆积在体内，就导致肥胖。往往越加班越能吃，也就长得越胖了，网友往往笑称"过劳肥"或"工伤"，这在中医来看是很有道理的。

还有一个道理，中医认为脾主统血，也就是说全身的血要归中气来抓住，中气不足，血就不合常理地出来了。

这名女性就是借月经流失了大量的血，归脾丸一补，就没事了。中医就是这么神奇。

我叮嘱她以后注意休息，别累着，再陆续服用了几盒归脾丸的中成药，再没患过。

除了"减肥"效果明显，用对归脾丸，还能让人吃得香、睡得足。

某年的金秋10月，一位家乡的朋友打来电话，心急火燎地告诉我，她女儿在和我同城的某大学读研究生，自从来到这边以后一直是睡不好，吃不好，状态非常差，叫我帮忙看看。

接完电话，我随即约见了朋友的女儿。女孩长得很秀气，但是面色有点黄，看起来比较疲倦，像没有睡醒的样子，眼睛里还有血丝。她说自己上的是重点大学，压力很大，经常没日没夜地看书，有时候都看到头晕目眩，睡眠质量也很差。加上来这边有些水土不服，饮食上不是很适应，以至于吃饭也吃不香。而且，由于她跟男朋友不在一个城市，所以很是思念。

中医认为，脾主思，也就是说，不管是像这个女孩这种学习上的思虑、感情上的思念，还是很多人工作中的压力和烦恼，甚至是莘莘学子在备战考试时的挑灯苦读、用功过度等，都是心思上的事儿。由于思虑而导致的压力、烦恼、身体的不适、吃不香、睡不好等，都是脾出了毛病。

吃不好就会导致能量、营养不够，睡不好就会精神状态不好，久而久之必成恶性循环，就会出现心脏经常怦怦地跳得很快，健忘、气短乏力、面色萎黄、舌质淡，脉细弱等症状，此为心脾气血两虚之症。

这时，您得赶紧用归脾丸来调理，让您的脾脏重新恢复正常工作，不管是胃口、睡眠还是思虑的心神就都归回原位了。

归脾丸是祖辈留下来的名方，是老百姓常用的中成药，基本上每个药店都有出售。

它的组成药物有党参、白术、茯神、炙甘草、黄芪、龙眼肉、当归、酸枣仁、木香、远志共 10 味药。

前面 4 味药可以说是四君子汤，可以补脾胃之气，化生气血，使心脾两脏得气血充盈和滋养；茯神是茯苓中的极品，是天然环抱树根的茯苓，除了具备茯苓的作用外，还另有养心安神的功效；黄芪是补气的长老；当归是补血的圣药；龙眼肉既补脾气，又养心血；酸枣仁可养心安神；远志宁神益智；木香醒脾行气。

10味药组成的归脾丸，用来治疗女孩吃不好、睡不香等症状，真是再好不过了！加上我的安慰，这个女孩回去以后，当天晚上就睡得很好。睡好了，精神就好，脾胃功能也慢慢好起来。半个月后来复诊时，她已经变得神采奕奕，人也长得白胖了些。

中医讲"脾统血"，脾气虚弱不能摄住血液，就会导致气血两虚，从而引发一系列出血症，女性可能出现崩漏，不到月经期而出血，量多色淡或淋漓不止。

对于上述由压力等原因导致的失眠健忘、吃饭不好、气血亏虚之症，也可以用柏子养心丸来治疗。只不过，归脾丸偏重于补脾，适合于以吃饭不香为主要症状的人服用；而柏子养心丸则偏重于养心，适合于心悸易惊、失眠多梦的人服用。

肖博士温馨提示

前面提到的中药四君子也是可以减肥的。健脾可以增肥，也可以减肥，反正胃口都很好了，吃后可以让水湿加紧排出体外，表现为小便增多、皮肤肌肉变得紧致。

归脾丸就是在四君子的基础上加了黄芪、当归、远志、酸枣仁、龙眼肉、木香、大枣等，加重了养脾胃的黄芪、木香、大枣等药，又新增了当归、远志、酸枣仁、龙眼肉等养心安神的药。适用于舌苔白厚而舌尖不红的患者。

如果要在补脾的基础上加强祛湿的功效，可以试试参苓白术散，这种中成药在四君子的基础上加了白扁豆、莲子、砂仁、山药、薏苡仁等祛湿的药，排湿的效果更佳，适用于舌苔白而厚的朋友。

实际上，上面的几种药，增肥和减肥的都能吃，只要是舌苔白厚舌边有齿印就适合。

中药和穴位都有双向治疗作用，看上去很奇妙，实际都是针对同一种证性。例如本篇，无论是要增肥的还是减肥的，都是因为脾虚，那就可以用同样的药物治疗。

当然，也有些人的肥胖是属于湿热型的，表现为舌质红苔黄腻的，可以考虑清热祛湿一类的中成药，如清热祛湿颗粒、湿毒清胶囊、四妙丸、清浊祛毒丸等。功效基本类似，就是将湿热从小便排出，从而起到减肥排毒的作用。

脾胃虚寒用附子理中丸

有这样一类体质的人：体形瘦长、消化不良、怕冷恶寒、手脚冰凉。夏天里，别人吹空调好生快意，自己一进去就感觉冷；冬天里更不得了，他们比别人要多穿好多衣服，稍有风吹，还会冻得瑟瑟发抖，肚子咕噜一声响，马上提着裤子往卫生间里冲。

大便清稀、无臭味，每次总有排不尽的感觉，一次过后很快又要去第二次，严重者后面往往连续不断。肚子喜温喜按，抱个暖水袋在肚前最是舒服。

吃饭很少，偶尔吃多了还不消化、肚子痛、怕冷，这些症状在冬天里尤为严重。

看舌探脉，舌头往往没有血色，有时候还水滑水滑的；轻轻按下去感觉不到脉搏，需用力按下去才能稍微感觉到，但也比较缓慢。

上述症状都是脾胃虚寒的表现，虚寒就是指阳气不足。人体的各个部分都需要阳气的温煦作用推动机体正常运行，就像煮饭需要足够的火力一样，脾胃要消化食物也需要充足的阳气，阳气不足以腐熟消化食物，就不能为人体提供足够的能量，肌肉四肢都得不到濡养。

当您出现以上脾胃虚寒的症状的时候，您一定别忘了附子理中丸。

附子理中丸由制附子、干姜、人参、白术、炙甘草5味药组成，它就是在《伤寒论》所载理中丸基础上加了制附子，两个都是名方。

在理中丸的药物中，干姜是治疗胃寒的专药，服药不久，就会觉得胃里面热辣辣的，让人感到很舒服；人参补气健脾；干姜与人参配起来，一温一补，温对寒，补对虚，正好对付脾胃的虚寒症状。

另外，脾脏是喜燥而恶湿的，它的阳气不足，湿浊之气就可能趁机占领脾脏，就像背阳的墙面容易长出潮湿的苔藓。所以还需要祛除湿浊之气，这里用的就是白术。白术除了燥湿，还有运化脾气的作用，就是让脾脏重新活跃起来。三个药，一温一补一燥，即温中阳，补脾虚，燥湿浊，加上炙甘草的调和作用，一同起到调理中焦、强健脾胃的作用，所以叫作理中丸。

后世的中医在这个方的基础上加上制附子一味，就成了附子理中丸。

附子是大温大热的药，温中（焦）散寒的力量很强，同时还可以温肾阳。像上述那般怕冷的人，可能是先天不足，或者后天肾阳虚，所以用附子很好。

脾胃虚寒的外治法和食补方

脾胃虚寒的朋友，平时用几颗附子理中丸或桂附理中丸碾碎加生姜汁适量调匀，填敷肚脐处，外用伤湿止痛膏固定，也可起到很好的温中的作用。

如果您不愿意吃药，还可以通过食补的方式来调理。鲜生姜5～10克切片、大枣2～5枚、粳米100～150克熬粥，用适量盐调味后食用，有祛寒、温暖脾胃的作用。

对于脾胃虚寒导致的胃脘疼痛（天冷或空腹时加重）、胃寒凝结不散、腹部用热的东西焐一焐或者吃下热饭后就好一些的朋友，我给您推荐的食补方是张仲景的《金匮要略》中经典的"当归生姜羊肉汤"。做法非常简单：当归15克，生姜50克，羊肉100克，三样一起下锅，将肉煮至半烂，然后喝汤吃肉，每天1剂。

这个方中，当归是主药，有养血活血的功效；羊肉性温，能养血补虚散寒；生姜辛温散寒。吃完会觉得腹部暖暖的，非常舒服。坚持服用一个月左右，脾胃虚寒的情况就会有很大改善，此汤尤其适合在冬天食用。

千年的古方，效果自不必说。倘若平时冷饮吃得多，可取冰块融化后煮沸，然后放温，送服附子理中丸，可除冷饮对人的伤害。

肖博士温馨提示

如果您经常感到腹部冷痛，用手按着或用暖水袋敷就会感到舒服些，而且时常呕吐清水、大便稀薄、手脚冰凉，说明您脾胃虚寒，附子理中丸内服可改善这种情况。

腹胀厌食胃难受，用保和丸

腹胀、厌食是现代人常有的毛病，原因有很多。

夏季里天气炎热而湿润，常弄得人头昏脑涨，肢体困重，不想吃饭，吃了也不消化，从而导致腹胀、厌食。

还有的人纯粹是吃多了，或喝酒喝多了，伤了脾胃之气。旧的食物还没有消化，脾胃自然不欢迎新的食物进去，所以出现腹胀、厌食，打嗝有酸腐之气。这时候，想呕则呕，不要止住，因为腐败的食物停滞在胃中也会成为一种邪。

以上这几种情况导致的腹胀腹痛、厌食、恶心等，都可以用保和丸来缓解。把一小袋保和丸一次性用温开水送服。不过古代的服法更为讲究，需要用白汤，也就是米汤水送下。

保和丸出自名门正派，乃朱丹溪所著《丹溪心法》所载。原方药物组成为焦山楂、炒神曲、炒莱菔子、制半夏、茯苓、陈皮、连翘7味药。现在所制的中成药保和丸，另加了一味炒麦芽。

焦山楂、炒神曲和炒麦芽，合称"焦三仙"，是消化科常用的中药组合。焦山楂行气散瘀，善消肉食积滞；炒麦芽疏肝理气，善消米、面、薯、芋、果实等食滞；炒神曲则善消酒食等饮食积滞；炒莱菔子消食行气，增加胃动力；制半夏化痰止呕；茯苓健脾止泻，防止脾湿生痰；陈皮理顺一身之气，消食化积；连翘清热散结，化食滞。

以上众药配合到一起，有消食和胃的功效。

药店里通常还有另外一种药保济丸，很多老百姓都把它和保和丸混淆了。这两味药到底有什么不同呢？简单来说，两味药的最大区别是保和丸针对单纯的脾胃消化不良，而保济丸针对一些外感引起的腹胀厌食等消化不良的症状。

请大家记住，保和丸就是让您的胃别太饱和。

如今饮食丰富，餐桌上常常琳琅满目，不知不觉便吃得过饱。所以，家家都该备有保和丸，及时消除吃得过饱对脾胃的伤害。

平时消化功能不好的人，即使没吃什么东西，也没有外感的症状，还是总感觉肚子饱饱的，不想吃东西，这时候可以吃香砂六君子丸或陈夏六君子丸。

腹胀厌食的外治法

对以上所说的各种类型的腹胀，都可取相应药的内服药丸 3 ～ 5 粒碾碎加适量食醋，外敷在肚脐处，每天 1 次，也可以起到辅助治疗的效果。

肖博士温馨提示

上述方法只适于偶尔有腹胀厌食的情况，如果您经常有恶心泛酸反胃等症状，或有慢性胃炎等疾病，应去医院检查，及时消除其他慢性病的隐患。

胃胀、恶心、呕吐、泛酸，用香砂养胃丸

都说胃是个喇叭，肝是个哑巴。胃有任何不适，身体马上就能感受到；胃一有点症状，那叫一个浑身不爽啊！

很多朋友经常有胃胀、恶心、呕吐、泛酸的情况，这是慢性胃炎最为普遍的症状。建议您在接受医生治疗的同时，先从饮食调理开始。因为要想治好胃病，主要还是靠"养"。

有很多朋友或病人常常问我什么食物最养胃，我说，没有比白粥更养胃的了！

一把米，几碗水，熬上两三小时，清淡至极，营养至极，是脾胃不适的人，尤其是慢性胃炎患者的最佳食物。把大米换成糙米也可以，而且东北大米因生长期长，粒大饱满，更富营养。

需要提示的是，白粥煮成之后稍微放上一段时间，上面就会形成一层膜，有的人会像去除煲汤的浮沫一样把它扔掉，这实在是可惜至极。因为此膜乃谷物之精华荟萃所成，对人体的补益作用要超过人参。

慢性胃炎患者，早餐和正餐，或者两餐间歇，都可以喝点白粥，甚至可以作主食。

在特别注意上述饮食调理的同时，如果有胃胀、恶心、呕吐、泛酸的情况，可以配合吃一段时间的香砂养胃丸。

香砂养胃丸由木香、砂仁、白术、陈皮、茯苓、半夏（制）、香附（醋制）、枳实（炒）、豆蔻（去壳）、厚朴（姜炙）、广藿香、甘草、生姜、大枣组成。白术、茯苓、甘草是补气健脾的基本方，陈皮、半夏燥湿化痰，木香与砂仁行气，豆蔻温中暖胃，厚朴和广藿香醒脾燥湿化痰，香附、枳实疏肝理气，以上诸药调和，有益气健脾、燥湿化痰、温中行气、和胃的功效。

成药香砂六君子丸在药房都能买到，患慢性胃炎的人，往往脾胃运化乏力，日渐消瘦，可用此药调理。

肖博士温馨提示

　　如果您有胃部灼热和胃灼热（烧心）之感，必须慎用此药，理由是香砂养胃丸整体偏于温燥。但是从我的临床观察来看，使用香砂养胃丸，反而对胃灼热（烧心）感有一定缓解作用。严重的时候可以每次用墨鱼骨（中药海螵蛸）20克（无效或效果不明显可自己加量，以10克逐渐递加，一般不超过100克）煎水，饭后送服香砂养胃丸，可以起到很好的制酸作用。当然必要情况下加上制酸剂，就可以很快地解决这个问题了。

心情不好导致胃部不适，逍遥丸先行

慢性胃炎特别是浅表性胃炎，跟心情有很大关系，长期闷闷不乐的人很容易得慢性胃炎。如果您经常胃痛胃胀、唉声叹气、打嗝、两胁胀痛、大便不爽，可服用逍遥丸或气滞胃痛颗粒（胶囊）。

胃痛、吐酸水、胆胃不合，用温胆汤

如果您经常胃部不适、胃痛、吐酸水，同时伴有胸闷痰多、心烦易怒、失眠多梦、非常容易受惊吓，说明您是胆胃不合，可用温胆汤来调理。

温胆汤是八大名方之一，此方的成药在市场上暂时还没有，温胆片是广州中医药大学第一附属医院的院内制剂，您如果不能到医院开此药，可用法半夏9克、竹茹12克、枳实10克、陈皮6克、茯苓20克、炙甘草6克、生姜20克、大枣10克煎服。另外，泛酸者加海螵蛸20克，腹痛者加乌药15克，气不顺者加柴胡10克。

温胆片现在已经转让专利给药厂，相信很快就能够在药房买到了。一些互联网医院也可以量身定制丸药，可以找有资质的中医开方交由药厂制作。

胃部不适的外治法

如果您胃部胀闷、胃痛，可用藿香正气水适量调湿艾绒，填敷肚脐，外用伤湿止痛膏固定，能迅速缓解病情。经常感到胃部不适的朋友，可将这个方法作为辅助疗法。

经常胃部不适，很可能发展成慢性胃炎，如果休养不好，多缠绵不愈。此类患者平时可用艾条灸双侧足三里和内关穴，每天灸半小时，至局部皮肤有红晕为度。如果您嫌麻烦的话，可以买一个灸盒，捆绑在腿上或手上，就方便多了。同时记得每天喝白粥，如此必定神清气爽，将胃病烦恼抛到九霄云外。

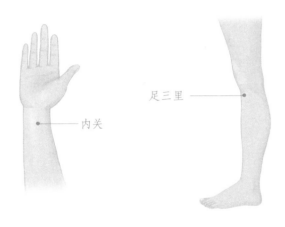

内关

足三里

各种原因导致的腹泻：云南白药粉可缓解急治

腹泻有很多种类型，首先我告诉大家一个对于任何原因导致的腹泻都有效的方法。取云南白药粉 1 克，加入适量的清水调成糊，外敷在脐部，用伤湿止痛膏固定好，每天换药 1 ~ 2 次，连续 3 天。

另外，对于不同类型的泄泻，您也可参照下面的方法。

夏秋常患湿热型泄泻，用葛根芩连片

湿热型泄泻一般在夏秋季常患。湿热型泄泻有哪些表现呢？肚子痛，很急，拉的时候也很急迫，势如水注，且轰隆有声，拉出来的东西通常是黄褐色的水样便，比较臭，肛门有灼热感，总有拉不完的感觉。有时候伴有烦热口渴，小便黄而短赤。通常舌苔黄，脉跳得很快。

上述类型的泄泻需要用葛根芩连片来治疗。

葛根芩连片出自《伤寒论》的葛根芩连汤，原来是用来解除身热、口渴、喘而汗出等症的，现在我们用它来清里热、止住拉肚子。

葛根芩连片由葛根、黄芩、黄连外加炙甘草制成，其中葛根用量最大，有解除表证以散热、提升脾胃的清阳之气而止痢的作用；黄芩、黄连分别清上焦和中焦之湿热；炙甘草和中，缓急止痛。

湿热型泄泻也可以用六一散1小包（6克），开水调服或者加水包煎服用，没有效果可以追加1包；同时可用适量六一散加藿香正气水适量调匀（刚湿即可），外敷在肚脐处，1日1次，很快就可以见效。

缓解脐周胀痛及痢疾里急后重，用小檗碱（复方黄连素）片

湿热型的泄泻还可以用小檗碱（复方黄连素）片。此药以盐酸小檗碱为主药，是治疗痢疾的有效药，辅以木香、白芍行气止痛，

缓解脐周胀痛及痢疾里急后重；佐以吴茱萸温中散寒，并制黄连之苦寒。诸药合用，有清肠热、行气缓急、止痛止泻之功。

此药寒热调和，适合平素体质比较温和或偏寒一点的朋友。

这里我还要提一下走上"神坛"的小檗碱（黄连素）片，这个药可能是继青蒿素之后又一个走上世界神坛的中药。单方的小檗碱（黄连素）片，其实就是盐酸小檗碱片，药房一般也有卖。此药也可以治疗湿热的泄泻。

最近一项来自中国科学家的权威研究证实，我国传统中药黄连的提取物小檗碱，也就是小檗碱（黄连素），具有一定的预防结直肠癌前疾病腺瘤肠镜下切除后复发的作用。

结直肠癌是全球最常见的恶性肿瘤之一，其发病率有增长趋势。90%以上的结直肠癌来源于结直肠腺瘤。50岁以上的人群中，腺瘤患病率30%~40%，肠镜下将它切除可预防结直肠癌，但切除1年后腺瘤复发（再发）率达到30%以上，3年复发率达到50%左右。

实验表明，服用小檗碱可安全有效地降低结直肠腺瘤复发的风险，为腺瘤切除术后的化学预防提供了新的选择。

此外，小檗碱（黄连素）还可以降血糖、降血脂，还有抗菌和防癌作用。

对于普通老百姓，平素自觉热气比较重的，例如舌红、苔偏黄之类，建议偶尔服用盐酸小檗碱片，一次 2～3 片，一日 2～3 次，对身体有好处。

其实少量的黄连是健胃的，所以对于体质偏寒的朋友，也可偶尔服用盐酸小檗碱片来作为保健，一次 1～2 片，一日 1～2 次。

告诉您一个秘密，盐酸小檗碱片超级便宜，一般药店都放在最下面那层，那一层可是有很多又好用又便宜的老药哦！

我要是买药，一去就蹲下来在这排找，从不听导购员的推荐，因为他们一般只会推荐利润大的新药，要是被推荐弄烦了我只轻声说一句："我是医生。"

受寒导致的腹泻怎么办

有人天生怕冷，稍稍受寒就双手捧着肚子要上厕所，尤其在冬天的时候常犯。这时候可以吃附子理中丸来暖暖肚子，同时注意多穿衣服防寒。另外，还可以买来暖脐膏，加温软化，直接贴敷在肚脐处，每日换药 1 次，连续 3 天。

五更泻怎么办

有人总在黎明之时腹痛发作，还伴随着肚子咕咕作响，拉出来的大便甚至有未消化的食物，这叫五更泄泻，是因为肾阳虚衰引起的。对于这种类型的腹泻，有两个方法：

1. 取大葱 500 克、肉桂 15 克打碎炒热，装入布袋里放在腹部，布袋上放置一个热水袋以保持温度。每天晚上热敷 1 次，每次 30 ～ 50 分钟。

2. 服用四神丸，此"四神"是指补骨脂、肉豆蔻、吴茱萸和五味子 4 味，有共奏温补脾肾、涩肠固脱之功。四神丸也有成药，但是某些地方不一定能够买到，这时候，您可以用补骨脂、肉豆蔻各 12 克，吴茱萸和五味子各 6 克，加水煎服。

有一年带年幼的儿子回老家过年，因为天气寒冷不适应，儿子总在黎明拉肚子，伴随着一股子没消化的酸腐味。孩子没精神，使劲哭闹，不肯下地。我赶紧到药房买了四神丸，给他吃了两天病就好了，孩子又开始调皮捣蛋了。考虑儿子平素脾虚，好了之后又用炒黄的大米煲粥给他喝，加点糖盐，孩子甚是喜欢，很快又白白胖胖的了。

生气后的腹泻怎么办

有的人爱生气，与别人吵完架后就会肠鸣、腹痛、拉肚子。有这种症状的人，可用白术、白芍、防风各 12 克，陈皮 6 克，水煎服用，一般吃两三次就好了。经常有这种类型腹泻的朋友，一般平时容易胸胁胀闷，常常唉声叹气，所以，调理情绪很重要，腹泻的情况稳定后可以服用逍遥丸调理。

急性肠炎导致的泄泻怎么办

对于急性肠炎导致的泄泻，您可采用脐疗法。将2粒小檗碱（黄连素）片研成细末，加入适量的清水调成糊，外敷在脐部，用胶布固定好，每天换药1～2次，连用1～2天。

另外，空调病拉肚子可用藿香正气散（水）治疗；吃多了导致拉肚子则需用保和（济）丸治疗；吃饭少也拉肚子，总是有气无力，面色萎黄，得用参苓白术散或补中益气丸调理。

> ⌒ 肖博士温馨提示
>
> 细菌性痢疾、肠伤寒等传染性疾病，也可表现为腹痛腹泻，但是大便通常夹有红色血样物质。这两种病均属国家严格控制的传染病，病情通常比较凶险，非葛根芩连片所能治愈，得及时去医院进行系统治疗。

便秘：麻子仁丸润肠通便

便秘是由于大肠传导失职引起的，细分起来，表现有三种：第一是大便秘结，排便周期延长，可能三四天才有一次；第二是周期不长，一天一到两次或者两天一次，但是粪质干结，排便艰难；第三是粪质不硬，或者排便周期也正常，只是大便时有不畅快或拉不尽的感觉。

麻子仁丸对付各种便秘

对这些问题，麻子仁丸都可以很好地解决。

麻子仁丸的组成有：火麻仁、杏仁、白芍、大黄、厚朴、枳实。

此方中的大黄、厚朴和枳实即组成小承气汤，大黄泄热通便最强，号称"将军"；厚朴化湿行气，祛除体内湿气；枳实是专门理气的药，可推动大便运行。

火麻仁是从古至今最负盛名的润肠通便药，单用煮粥都可以起到通便的作用。杏仁也是最负盛名的止咳平喘药，既宣通肺气，又润肠通便，用在此处真是一举两得！

白芍是一味养阴补血药。老年人和产后的妇女往往会因为血虚而便秘，白芍能使肠管和大便里的水分充足，这样大便就能更容易地排出来了。

曾有一位妇女产后大便秘结，3～4天才来一次，以至于引起肛裂，每次排大便时都撕裂出血，疼痛难忍。我除了用外科的方法治疗她的肛裂外，还用麻子仁丸给她通大便。只用了一个多星期的时间，她就全好了。

在外科，手术以后医生经常会用麻子仁丸来给患者通大便。大便通畅与否对于一个手术后的患者太重要了，以至于医生第二天查房时的第一句话都是：排气（放屁）了没有？

"丸者缓也"，麻子仁丸作为丸药，作用比较和缓，不论男女老少，身体强壮与否，只要是便秘都可以用上。

有些更年期的妇女，心情异常烦躁，大便想拉而拉不出来，自己总唉声叹气的，有的人脸上还长了"麻子"（雀斑）。这时候用麻子仁丸疏通大便，用木香顺气丸疏通肝气，可以调节情绪。无便一身轻，消斑又美容，女性朋友请快用这个"麻子"治好您脸上的"麻子"吧。

气不顺、气不足导致的便秘，用补中益气丸

气不顺会导致便秘，气不足也会导致便秘，表现为使很大劲都拉不出，觉得气不够，用力就会出汗，同时伴有精神疲倦，四肢乏力，少气懒言。

这种情况，应该服用补中益气丸，或者将一粒补中益气丸研成细末，敷在肚脐处，外面用干净的纱布包扎好，用胶布固定，每天

换药 1 次，连用 7 ～ 10 次。

大便燥结、面色苍白、头晕目眩，用润肠丸内服

"血为气之母"，也就是说血是载着气在血管里面跑的，也难怪失血过多的人，一下子就觉得没有力气了，甚至话都说不出来。血虚也会引起便秘，表现为大便燥结，面色苍白，头晕目眩，这时候可选用润肠丸内服。

很多人家里有当归，每日用 10 ～ 20 克煮水内服也有效，连服 1 周。

大便艰涩、四肢不温、喜热怕冷，用苁蓉通便口服液

有些老人家大便艰涩而小便清长，四肢不温，喜热怕冷，或有腰膝酸冷的感觉，这是肾阳虚型便秘。苁蓉通便口服液能补阳，又善于通便，是最为理想的选择。

便秘的中成药外治法

治疗便秘的方法有很多种，用中成药外敷脐部就是一种简便快捷的方法，不爱吃药的朋友们不妨试一试，效果也是很不错的。

具体方法如下：

方法一：将 2 粒三黄片碾碎，用米醋调成稀糊状，放在伤湿止

痛膏上，贴在肚脐处，贴 10 ～ 15 小时后就可以取下来了。一般贴 1 次就会有效果，为了巩固疗效，再贴 2 ～ 3 次，可以起到清热通便的作用。

方法二：取黄芪注射液 1 ～ 2 支，升麻 5 克。将升麻研成细末，用黄芪注射液调均匀，外敷在肚脐处，用敷料包扎好，用胶布固定，每天换 1 次药，连续 5 ～ 7 天。对于气虚的便秘效果明显。

管理好大便，大便通畅，心情就好，食欲也好，身体里面的毒素及时排出去，您想不变年轻都难！

胃下垂、子宫脱垂：补中益气丸补中气

脏器下垂，最常见的莫过于胃下垂了！吃得稍微多一点，自己都能感觉胃掉下去了。常常伴有恶心、嗳气、厌食、便秘等，有时腹部有深度隐痛感，刚吃完饭，或者站得时间过长，以及劳累后会加重。长期胃下垂者还有消瘦、乏力、昏厥、低血压、心悸、失眠、头痛等症状。

在妇科，经常能见到身体虚弱的老年女性出现子宫脱垂的现象，严重者，子宫全部从阴道里脱垂出来，患者往往极为痛苦。

除此之外，还有肛门脱垂（也叫脱肛）、肾下垂、眼睑下垂等。

上述疾病，在中医来讲可能都是中气下陷导致的。

中气下陷有哪些表现

中气就是指的脾胃之气。脾胃主受纳腐熟水谷和运化精微营养物质，使之转化成气血并输送到全身各处。一个人如果脾胃功能不好，整个机体就都会处于一种功能低下的状态。所以一般老百姓认为能吃饭就没什么大病。

脾胃既能够"升清"又能够"降浊"。所谓"升清"，就是指输送水谷精微物质，使机体保持正常的功能，使器官维持在正常的位置；所谓"降浊"，则是指脾胃运化水湿而言，使之不至于停留在体内而成为"痰"。

很多胃下垂、子宫下垂或脱肛的患者都有一些共同的特点，比如精神疲倦、全身乏力、不想吃东西等。上述症状常常在劳累时加重，常常因为气虚不能固表，而使汗液自己跑出来。

另外，气虚还会导致头痛。头为诸阳之会，是最需要阳气的地方，中气下陷，清阳升不上去，头脑就会昏蒙疼痛，而且还会像蔫了的花草一样无精打采的。

有上述症状的朋友，我都推荐您用补中益气丸来补补中气。

胃下垂、子宫脱垂、脱肛，用补中益气丸

补中益气丸中分量最大的是黄芪。黄芪在补气的同时还有升提举陷的作用；人参、白术、炙甘草 3 味药补脾胃之气，白术还有健

脾化湿的功效；当归既能补血，还可以行气；陈皮行气，能够使脾胃气机升降正常；柴胡和升麻升举阳气。

补中益气丸的适用范围很广泛，归纳一下，如果您有下面3种症状中的一种，那就赶紧用补中益气丸来提提中气吧。

1.脾胃气虚症：吃饭少，大便溏稀，无臭味，觉得气不足，懒得说话。

2.中气下陷症：胃下垂、子宫脱垂、脱肛等。

3.发热、自汗、头痛等症。

总之，人活一口气，最重要的就是中气，中气上通下达才能供应全身。

05

日常杂症，巧用药有奇效

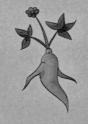

失眠：睡得香甜安稳不是遥不可及的梦

每个人都希望拥有婴儿一般的睡眠，睡得香甜安稳，但是在现实生活中，却不尽如人意：想睡偏偏睡不着，好不容易睡着了中途一醒又无法再次入睡，只好睁眼到天亮了。睡个好觉的愿望成了很多人遥不可及的美梦。

心肾不交型失眠用天王补心丹

现代人竞争激烈，职场上常常绞尽脑汁、思虑太过，常常失眠，同时伴有手足心热，心烦口渴、口舌生疮、大便干结、舌红少苔等阴虚内热症。这种类型的失眠是最常见的失眠类型，叫心肾不交型。也就是说暗耗阴血使得心肾两亏。一方面，心血耗伤，阴不敛阳，则心阳过亢；另一方面，肾水过少，不能上济于心，则心火亦会过亢。

但这种亢盛的心火是虚火，不是实火，是因为阴不足则阳显得相对过亢，所以无须用黄连等中药来清心的实火，而需要用天王补心丹来滋养心的阴血，以清虚火。

此药中的生地黄、玄参滋阴养血，以清虚热，使肾水充足以制伏心火；天冬和麦冬滋养心阴而清热；酸枣仁和柏子仁养心安神；当归补心血；人参补气，气足则血自生；茯苓为心经之要药，善敛心气、安魂定魄；远志安神定志；五味子味酸收敛，使心阴不被耗伤；丹参养血活血；朱砂色红入心经，重镇安神；桔梗为引经药，把药物载往上焦之心。

上述 14 味药组成的天王补心丹，可起到滋阴养血、补心安神的作用。

肖博士温馨提示

需要注意的是，各种症型的失眠都可能伴有健忘、神疲乏力、心悸等症状，只有同时还伴有手足心热、舌红少苔等阴虚内热的症状，才最适合吃天王补心丹。

四肢冰凉，小便清长，五更泄泻的老人，用甜梦胶囊

我们常说，老年人睡觉都比较虚，可见老年人的失眠是非常常见的。老年人的失眠通常表现为失眠健忘、头昏耳鸣、视力听力衰退、食欲不振、心慌气短、腰膝酸软等，这属于脾肾阳虚型的失眠。

有这种症状的老年人往往比一般人怕冷，四肢冰凉，小便清长，五更泄泻。

这时候，建议老年人用甜梦胶囊。甜梦胶囊，一看这个药名都让人觉得很舒服，就像睡着了，做了一个甜甜的美梦。

甜梦胶囊来自明代药书《奇效良方》中的枸杞丸，组成有刺五加、黄精、蚕蛾、桑葚、党参、黄芪、砂仁、枸杞子、山楂、熟地黄、淫羊藿、陈皮、茯苓、马钱子、法半夏、泽泻、山药。

方中刺五加、黄精、桑葚、熟地黄、枸杞子均是滋补肝肾的药物，蚕蛾与淫羊藿补肾壮阳，山药气阴双补，茯苓、泽泻健脾祛湿。此3组药加前面的熟地黄，都是六味地黄丸中的药物；砂仁、山楂、陈皮行气开胃消食，帮助脾胃更好地消化吸收其他补药；法半夏与陈皮行气化痰；马钱子通络止痛，散结消肿。

从药味组成可以发现，甜梦胶囊更适合年老体弱、脾肾亏虚的老年人使用，因为它既补气，又补肾阴肾阳，能整体调节以帮助睡眠。

临床上，如果老年人有中风后遗症，往往也会有失眠健忘、头昏耳鸣、视力听力衰退、食欲不振、心慌气短、腰膝酸软等症状，用甜梦胶囊也很对症。

- 甜梦胶囊中的马钱子是有毒的，使用时须注意剂量，一般每次 3 粒，每日 2 次，不可过量或长期服用，以免中毒。不过，中西药物都有毒副作用，万事万物都有利弊，权衡而用就好了。

- 饿得过多，没了吃饭胃口；睡得太少，没了睡的欲望。此种情况，甜梦胶囊最为合适。

多种失眠快克法

除了上面说的最常见的心肾不交型的失眠以外，还有很多种类型，都是在失眠的同时，伴有其他多种症状。

心脾两虚型：这种类型的失眠主要表现为心神不安、失眠多梦、醒后不易入睡、心悸、健忘、不想吃饭、胃脘胀闷、面色苍白、神情疲惫、肢体困倦。简而言之，就是吃饭少、睡不好。

建议选药：归脾丸。

痰热内扰型：头重、痰多、胸闷，虚烦不得眠，或伴有口苦、目眩、嗳气等。

建议选药：温胆片，或与小柴胡片或冲剂同时服用。

肝郁化火型：急躁易怒、胸胁疼痛、口干口苦。

建议选药：龙胆泻肝丸，或可与逍遥丸同时服用。

瘀血阻络型：多梦，晚上睡觉老醒，醒了还没坐稳又想睡，如此反复。同时伴有嘴唇、舌质紫暗，胸闷心痛等。有时感觉胸口像被石头压着似的。

建议选药：血府逐瘀胶囊。

失眠的通用外治法

治疗失眠除了用上述几种中成药口服以外，可以按揉两侧手部的神门穴和内关穴，还可以用以下几种中成药外敷穴位，达到引药归经的作用。

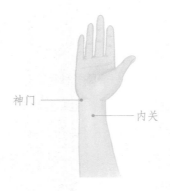

具体操作如下：

方法一：用风油精分别涂抹于双侧太阳穴及风池穴处，可以很快消除头昏脑涨的症状，有利于睡眠。

方法二：将 2 粒复方枣仁胶囊去掉胶囊外衣，将药粒放在肚脐中，外面用伤湿止痛膏固定好，每天换药1次，连续3～5天，可以养肝安神。

方法三：将2粒黄连胶囊去掉胶囊外衣，将药粒用适量米醋调成稀糊，外敷在双脚底的涌泉穴，用干净纱布包扎，胶布固定好。每晚1次，连续3～5天，可以用来治疗心肾不交型失眠。

头痛：有些可一丸通治，有些需区别对待

头痛是我在临床上诊治过的最常见疾病之一，表现症状也各不相同。

头痛的表现有紧箍似的钝痛，也有尖锐的刺痛；根据部位不同，有前额痛、后脑痛、头顶痛、偏头痛等；有的一直持续，时轻时重，有的则只是偶尔发作；有的症状较轻，有的则疼起来像要爆炸，恨不得以头撞墙。此外，高血压、某些眼病、脑肿瘤等疾病也可能以头痛为主要表现。

头痛老不好，别掉以轻心

在这里，我要提醒大家，头痛如果一直持续，缠绵不愈，或兼有其他一些症状，最好去医院做头部 CT 或者 MRI 检查，以排除重

大疾患的可能。

　　我的一个乡下的姑姑，最初她也只是感到一侧头痛，一直没去医院做检查，结果等到某天实在头痛难忍再去医院时已经晚了，是脑癌晚期。得知此事，我感到十分痛惜。

肖博士温馨提示

　　在此我要提醒您，如果头痛出现以下特点，则提示病情严重，须立即前往医院就诊：

　　1. 既往无头痛史而近期频发头痛；

　　2. 轻微头痛变得越来越痛；

　　3. 睡眠中常常痛醒；

　　4. 头痛性质改变；

　　5. 头痛兼有发热、颈强直、视力下降、身体虚弱、走路不稳，甚至晕厥等症状。

　　如果经检查不是重大器质性病变或高血压所引起的头痛，针对一般最为常见的头痛，不分何种证型，都可以用正天丸治疗。

正天丸通治多种类型头痛

正天丸是根据多年临床经验，由有名的老中医精心研制的中成药，由当归、川芎、白芍、地黄、桃仁、红花、白芷、防风、钩藤、羌活、独活、麻黄、细辛、附片、鸡血藤 15 味药组成。

本方前 4 味药，可以看作是四物汤，是补血养血第一方；加上桃仁、红花为桃红四物汤，兼有活血化瘀之功；鸡血藤通络、活血；白芷、防风、羌活、独活疏风散寒，解表止痛，主要治外感风寒引起的头痛；钩藤息风止痉（挛），平肝潜阳，用于治内风，对于血压高、肝阳上亢引起的头痛、面红等症状有显著作用；麻黄、细辛和附片，组成麻黄细辛附子汤，麻黄发汗解表，附子温通助阳，细辛辛温解表尚可通窍，对于阳虚怕冷、容易感冒、头痛鼻塞效果最为神奇！

综上所述，无论是外感风寒之邪、血虚失养、瘀血阻塞脑络、肝阳上亢引起的头痛，都可以用正天丸一网打尽！现代医学所谓的紧张性头痛、神经性头痛、偏头痛、丛集性头痛，还有颈椎病、高血压、鼻炎、鼻窦炎等引起的头痛，都能用正天丸治疗。

神经性头痛如何治

曾经有一个高三学生，因为毕业升学压力大，在临近高考的下学期出现经常性的头痛，痛如布带裹住头颅一样，头痛常常在考试前加剧，晚上休息不好或者同学吵闹都会使他头痛不已。他说，每次喝咖啡或者浓茶后可以缓解，但是一旦不喝就会更加头痛。

这就叫紧张性头痛，是精神过于紧张所导致，多见于学生、白领等脑力劳动者。咖啡或浓茶中含有咖啡因，有镇痛的作用，但是服用过量后会引起依赖性的头痛，又叫撤药性疼痛。

基于这种情况，我一方面叫他加强体育锻炼以舒缓神经，增强体质，增加大脑供血；另一方面叫他服用正天丸，半个月后，他彻底与头痛拜拜，自信满满地走向高考考场。

丛集性头痛如何治

丛集性头痛属于血管性头痛，因头痛在一段时间内密集发作而得名，是所有头痛中比较严重的一种。表现症状为头部剧烈胀痛或钻痛，伴随流泪、出汗、流涕等。

有一名丛集性头痛的患者，男性，35 岁，特别爱喝酒，近两个月来头痛得常常在夜里惊醒，偶伴同侧眼睛疼痛。剧烈的头痛常疼得他使劲儿拿拳砸头以求缓解，真是痛苦不堪。我让他服用正天丸，每次 6 克，每日 3 次，一个星期后，发作次数明显减少，又过了一周，基本已经控制发作。我又让他再坚持服用半个月以巩固疗效，后未见再次发作。

气郁在头，此药最好，但请记住：只可暂服，不可久用。

正天丸是对一般的头痛都适用的药，但如果是头痛伴有一些特殊症状，就要区别对待了。

风寒感冒引起的头痛如何治

表现：头痛连同脖子后面疼痛，遇风遇寒则加剧，伴有鼻塞。

内服：这时除了用正天丸，还可以用川芎茶调丸（散）、九味羌活丸（颗粒）、藿香正气散（水）等药物内服。

外治：外可用艾条熏太阳、百会、大椎、风池、风门、肺俞等穴位及整个后颈部，每穴熏 5 分钟。

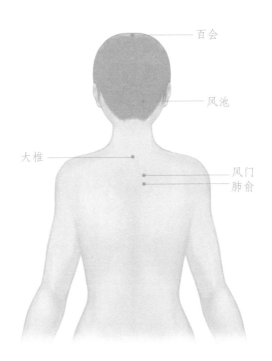

风热头痛如何治

表现：胀痛欲裂，同时有发热、怕风、面红口渴等症状。

内服：可用银翘解毒片（丸）、清眩片（丸）等药物。

外治：用清凉油、风油精、薄荷油等涂搽太阳穴、大椎穴等穴位。

风湿引起的头痛如何治

表现：头痛伴有肢体困重、吃饭不好、胸闷等症。

内服：可用天麻胶囊（丸、片）治疗。

外治：用伤湿止痛膏贴太阳穴和颈部。

肝阳上亢引起的头痛如何治

表现：多见于高血压患者，患者常常伴有眩晕、面红目赤、心烦易怒、口干口苦、大便秘结等症状。

内服：可用天麻钩藤颗粒。高血压患者须配合使用降压药，否则这种头痛是很危险的。

体内热毒炽盛引起的头痛如何治

表现：这种头痛常常伴有目赤耳鸣、咽喉肿痛、口舌生疮、牙龈肿痛、大便燥结等热毒症状。

内服：可用牛黄上清丸、黄连上清丸等治疗。

气虚型的头痛怎么治

表现：隐隐作痛，痛得不是很厉害，兼有舌淡苔白，舌边有齿印。

内服：归脾丸和补中益气丸比较合适。

痰浊型的头痛怎么治

表现：舌苔很腻，看起来脏脏的样子。

内服：如果舌苔偏黄，用清热祛湿颗粒、湿毒清胶囊、四妙丸、清浊祛毒丸等祛湿热的中成药；如果舌苔白腻，可用消栓再造丸。

湿热：夏令季节，拒绝湿邪热邪

我们常常用湿热来形容气候，然而湿热出现在人身上就是一种邪气，是湿邪和热邪的结合。湿邪属于阴邪，湿性重而黏滞，往往缠绵难愈；热邪属于阳邪，侵犯人体会出现红肿热痛。

身体有湿热的人常常会觉得腿脚沉重，舌苔黄腻，身上总是容易长一些红痒的东西。

当然，湿热侵袭人的不同部位，会有相应的一些具体的病症。

夏令暑湿温病，甘露消毒丹

有些人的身体感受湿热的病症，是以发热为主的，一般是感受温热之邪，易化燥伤阴，这类病统称为温病。

温病在夏令暑湿季节最为常见，具体来说就是身体湿热并重，且既有发热，还有身体蕴毒的表现，包括发热，口渴，咽喉肿痛，舌苔腻、颜色白或稍黄，身目发黄，精神不振，胸闷腹胀，身体发热，四肢发酸，小便黄、总是排不干净，甚至小便末尾出现滴白，大便泻泄等。

针对这些不明原因且久治不愈的发热，还有猩红热、传染性肝炎、流行性腮腺炎以及流行性感冒、流行性腮腺炎、急性胃肠炎、病毒性肝炎、胆囊炎、肠伤寒等湿热并重为主的病症，都可以用甘露消毒丸来治疗。

甘露消毒丹由滑石、茵陈、黄芩、石菖蒲、川贝母、木通、藿香、射干、连翘、薄荷、白豆蔻诸药组成，神曲糊丸而成。

滑石利水渗湿，清热解暑；茵陈清热利湿退黄；黄芩清热燥湿，泻火解毒；白豆蔻、石菖蒲、藿香可行气化湿，芳香健脾，消散腹中湿气；连翘、射干清热解毒；川贝母清热化痰，润肺止咳；木通清热通淋，使湿热从小便而出；神曲是助消化的赋形剂。

此药能消除湿热毒邪，犹如"甘露"降临，而暑气潜消，因此称为"甘露消毒丹"。

肝胆经湿热，用龙胆泻肝丸

肝胆湿热侵犯人体的上部会导致头面部的头昏脑涨、眼睛发红、耳鸣耳聋、口苦，湿热困在中焦会导致胸痛，侵袭下焦表现为阴部湿痒、小便黄、阴肿。

如果女性肝经湿热的话，可能导致白带发黄、黏稠、有臭味。男性肝经湿热还可能导致睾丸肿痛、阳痿、早泄等。如果身体出现上述症状，您可以选择龙胆泻肝丸来清湿热。

龙胆泻肝丸是根据古方龙胆泻肝汤而制作的一种中成药。

所谓龙胆，是指本方里的君药龙胆草。龙胆草首载于《神龙本草经》，因叶子像龙葵，味苦如胆汁，所以叫作龙胆草。龙胆泻肝丸除了龙胆草之外，还有黄芩、栀子、泽泻、木通、车前子、当归、生地黄、柴胡和甘草。

龙胆草是君药，大苦大寒，清肝胆实火；黄芩清上焦湿热；栀子清全身湿热；生地黄补血清热；当归补血活血。苦寒清热的药，加上补肝脏阴血的药，防止攻伐太过而损伤肝脏，真是最好不过了！另外，柴胡退热，疏肝解郁，引导其他药物上升到头面部来治疗肝经实热导致的目赤头痛、口苦、耳鸣、耳聋等。

与肝经湿热有关的疾病都可用龙胆泻肝丸。

由于心情不好、肝气不舒引起的胁肋胀痛等症，以及各种原因引起的湿热之症，可能是因为外界环境的湿热引起，也可能是因为饮食。爱吃甜的、肥腻的、酸辣麻等味道重的食物，还有喝酒，都可能导致体内湿热蕴积。

我有一次因为工作压力大得了口腔溃疡，后来又因为应酬吃了川菜，喝了很多白酒。第二天睁开眼睛，就觉得右眼有点痛，感觉眼珠子转起来都不那么灵活了。我赶紧照镜子一看，右眼角明显肿大了！而且，口腔溃疡更红更疼了，小便也黄黄的。这回上火上大了，再也不敢乱吃东西了，得赶紧补救！我买来两盒龙胆泻肝丸，外加一盒左氧氟沙星眼药水消炎，用了两天就好了！

肖博士温馨提示

- 妇女经期最好避免使用此药。
- 此药中苦寒药比较多，苦寒败胃，会影响消化功能，所以脾胃虚寒的患者少用。
- 此药是治疗实证的药物，所以病好了就不要用了，否则会伤到身体。

调湿热证，治疗下焦湿热，通用二妙丸

下焦一般是指肚脐以下的部分，包括小肠、大肠、肾、膀胱、下肢以及男女的生殖系统，下焦可以简单地理解为就是人体的下部。

湿热长期不除，主要侵犯下焦的话，人就会出现腿脚酸软，沉重无力的症状，并以舌苔黄腻浊、小便发黄为主。

那么下焦湿热会引发一些什么疾病呢？

1. 湿热侵犯到四肢经脉筋骨，就会导致关节红肿疼痛、风湿性关节炎、足膝红肿热痛、脚气、脚癣、下肢溃疡、糖尿病足、坐骨神经痛、湿热腰痛。

2. 湿热侵犯到皮肤，就会使皮肤长湿疹、带状疱疹、臁疮、脓疱疮，以及出现下肢急慢性湿疹、皮炎、老年瘙痒症、酒糟鼻等。

3. 湿热侵犯到生殖系统，女性可能会有外阴瘙痒、白带异常、急慢性泌尿系感染、月经不调、盆腔炎等症状；男性可能就会有阴囊湿疹、生殖器疱疹、泌尿系感染、急慢性前列腺炎、阳痿、睾丸炎或附睾丸炎等。

4. 湿热侵犯到脏腑，就有可能导致腹泻、痢疾、肠炎、黄疸、肝炎、湿热型胃炎和胃溃疡等。

湿热之邪如此可恶，很难对付，让人烦恼不已！

一般来说，清热要用寒凉的药，就像灭火要用水一样，但是寒凉的药物就会加重湿气；而祛湿就要用温热的药物来治疗，好比要让水尽快干就需要烘烤加热，但是用温热的药，又会加重体内的热

邪，这是一个矛盾。

二妙丸（散）很好地解决了这一矛盾。二妙丸由黄柏和苍术组成，其中黄柏是清热燥湿药，以清热为主，主要作用于下焦；苍术加强脾脏的运化功能，更好地祛除湿邪，还可以防止黄柏的过度苦寒伤害脾胃运化食物。

二妙丸可以说是治疗上述下焦湿热之症的通用方，有上述毛病的时候，您可以首先试试二妙丸。

下肢湿热，用三妙丸和四妙丸

如果您的下焦湿热之症重点表现在下肢，特别是脚膝关节红肿疼痛，甚至不能走路，就要用到三妙丸了。因为三妙丸是在二妙丸（散）的基础上加上了川牛膝这一味，它可以补肝肾、强筋骨、活血化瘀。

对于湿热下注导致的下肢萎痹、红肿疼痛、不能行走、筋脉拘挛，就要用到四妙丸，即在三妙丸的基础上加上了健脾祛湿的薏苡仁（俗称薏米）。

从二妙到三妙到四妙，逐渐将治病之重点引到下肢的关节和筋骨之上，随着药物逐渐增加，效果也得以加强。

　　总结一下：对于湿热引起的各种疾病，都可以用二妙丸作为基础方来调治。二妙丸组方简单，可长期服用，是清除湿热的首选药物。

　　三妙丸和四妙丸都是针对湿热侵袭下肢的情况，下肢沉重，足膝红肿热痛或麻木，或小便黄、大便黏腻等。四妙丸的效果比三妙丸更胜一筹。

　　普通人春、夏时期可能也会感到脚步沉重，而又往往在运动后感到舒畅，那么平时也可以吃吃三妙丸或四妙丸来驱除腿部湿气。

　　如果有下焦湿热的毛病，还可以用食疗的方法。夏天南方的湿气很大，当地居民常常用带皮冬瓜和薏苡仁加一些肉类一起煲汤，味美又有药效，您不妨也来试试吧。

糖尿病：攻克 2 型糖尿病，服药有道

　　现在，生活越来越好，但患糖尿病的人也越来越多。

　　糖尿病又称为"消渴"，典型表现为"三多一少"：多饮、多食、多尿及体重减少，"消渴"之名也因此得来。

糖尿病分 1 型糖尿病和 2 型糖尿病。1 型糖尿病因胰岛素分泌缺乏而导致，只能用注射胰岛素的方法维持血糖稳定。2 型糖尿病是因为机体对胰岛素不敏感所致。本书所讲的都是针对 2 型糖尿病。

2 型糖尿病，常用消渴丸

2 型糖尿病病人多属于气阴两虚型，即口渴老想喝水、容易饿、吃得多、易疲惫、烦热盗汗。有这种症状的朋友可用消渴丸。

消渴丸含有黄芪、生地黄、天花粉、葛根、五味子、山药、玉米须等。黄芪为补气药中的长老，山药气阴双补，五味子收敛生津，玉米须利水消肿、降糖，生地黄、天花粉和葛根都有养阴清热、生津解渴之功。

糖尿病人服药及日常的护理是非常重要的，那么，有哪些人不宜服用消渴丸呢？

1. 肝肾功能不全的糖尿病患者不宜用，以防引发严重低血糖。

2. 糖尿病酮症酸中毒、妊娠期糖尿病、糖尿病性昏迷以及少年糖尿病、老年（超过 65 岁）糖尿病患者等不宜服用。

3. 服用消渴丸不可自行加量，或混用其他降血糖的化学药物，以免引起低血糖。糖尿病患者需有这个概念，一定不能把血糖降得太低，否则是很危险的，比高血糖本身更要命。具体用药剂量，请听从医师的指导。

一般来说，按照说明或遵医嘱服用，消渴丸是很安全的，而且疗效确切。我的很多病人，服用消渴丸比单纯服用西药的降糖药效果好很多。

◇ 肖博士温馨提示

需要提醒大家注意的是：消渴丸应在餐前半小时口服，以便使血药浓度高峰与血糖高峰同步，从而使药物发挥最佳的降糖效果。

口服 1 日 3 次，每次 5 粒，逐步递增至每次 10 粒，出现疗效时，可逐渐减少至每日 2 次的维持量。届时晚上尽量不服，因为晚上服含有降糖的药物易产生半夜低血糖。

不同类型的 2 型糖尿病如何治疗

2 型糖尿病表现症状不尽相同，以烦渴多饮、口干舌燥等上焦心肺系统症状为主，具体又可分成三种类型。那么它们分别又有何症状表现？需要用何种中成药来治疗呢？

胃热炽盛型：胃热炽盛型糖尿病主要表现为吃得多饿得快，但是形体消瘦，大便秘结，舌苔黄而干燥，脉实有力，可选用金芪降糖胶囊（片）、清胃黄连丸、牛黄清胃丸、牛黄上清丸、黄连上清丸、盐酸小檗碱片等药内服治疗。

肾阴虚型：肾阴虚型糖尿病表现为尿频量多，甚至混浊如脂膏，兼有腰膝酸软，口干舌燥，大便秘结，但舌红少苔或无苔，脉沉而细、跳动迅速，此时可选用六味地黄丸（无糖型）或左归丸（无糖型）内服。同时可把枸杞洗净晾干作零食食用。

阴阳两虚型：阴阳两虚者，表现为尿频量多，甚至混浊如脂膏，面色发黑、腰膝酸软、四肢发冷，男子阳痿，女子小腹、胞宫自感寒冷，可选用金匮肾气丸（无糖型）或右归丸（无糖型）内服。严重者可选用河车大造丸或紫河车胶囊治疗。

糖尿病与饮食不节、暴饮暴食有莫大关系，所以，服药之时，千万要注意饥饱适度，同时用右拳头常敲左极泉，可收到良好效果。

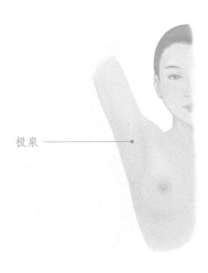

极泉

糖尿病是一种全身性的疾病，常常合并其他身体系统的疾病，在选用其他药物时需时时兼顾糖尿病这个基础病的状况，用药应更加谨慎，建议直接咨询医师或药师再做决定。

中风：预防和后遗症治疗都不落下

中风患者的后遗症如果不能得到相应的治疗，对健康危害大不说，还影响日常生活，不过幸好针对不同的中风后遗症有相应的药物进行治疗改善，本节就为大家介绍几款用于中风后遗症的中成药！

治中风贵在补气活血，用补阳还五口服液

在中医院的神经内科或针灸科，对于中风后遗症的患者，经常用补阳还五口服液内服治疗！补阳还五口服液源自补阳还五汤，此方剂出自清代名医王清任之手。按照王清任的说法，人的一身之气本该有十分，左右各半，之所以半身偏瘫，就是因为少了五分之气，

而补阳还五汤就是通过补气活血，还人体五成亏虚之气，因此他将针对中风后遗症的药命名为"补阳还五汤"。

补阳还五口服液由黄芪、当归、赤芍、川芎、地龙、桃仁和红花组成。此方的一个特点是重用黄芪。中风之所以发生，很可能就是因为脉管中的气虚了，不能推动血液顺利前行，因此，治疗的关键就是补气。而补一身之气，非用黄芪这个长老不行！

要治疗中风，除了补气之外，活血必不可少！方中用当归、川芎、赤芍、桃仁和红花来补血活血，再加以地龙通络活络，使药物迅速行走于全身各处。

补阳还五口服液主要用于气虚血瘀（血瘀之人舌质黯淡，有瘀斑瘀点，气虚，舌苔白）导致的半身不遂、口眼歪斜、不能言语、口角流涎甚至大小便失禁等中风症。

只要是上述气虚血瘀型的中风，都可以用补阳还五汤口服液来调理。

肝阳上亢型中风，用安宫牛黄丸

中风后遗症，除了气虚血瘀型外，多为肝阳上亢型，这类病人平时血压过高，常常觉得头昏脑涨、面赤耳鸣、大便秘结、小便黄短，可选用安宫牛黄丸、天麻钩藤颗粒、牛黄上清丸治疗。

中风前后，都能用消栓再造丸

我有一个小学老师，现在还在教学一线，某天感觉握粉笔的手不听脑袋使唤了，担心中风，赶紧联系我。

我了解他体质，平时就偏肥胖，吃得比较荤腻，有高血压、高血糖、高血脂病史。这样的体质确实是比较容易中风的。

我给他推荐消栓再造丸，顾名思义，可以化掉血管中的栓子，再造健康身体。前后吃了3个月，因为老家买不到这种药，我不断地给他邮寄。现在老师逢人就说，是学生救了他，要不早就中风了。

消栓再造丸由几十味中药组成，分别是：血竭、赤芍、没药、当归、牛膝、丹参、川芎、桂枝、三七、豆蔻、郁金、枳壳（麸炒）、白术（麸炒）、人参、沉香、金钱白花蛇、僵蚕、白附子、天麻、防己、木瓜、全蝎、铁丝威灵仙、黄芪、泽泻、茯苓、杜仲（炭）、槐米、麦冬、五味子、骨碎补、松香、山楂、肉桂、冰片、苏合香、安息香、朱砂。

仔细一看，药物主要分为三类，分别是活血化瘀、补气养血、息风通络，跟补阳还五汤一样，非常注重补足气血。兼有一些补肾的药，适合久病体虚。

这么多药加起来，就可以很好地化解血栓，用于气虚血滞、风痰阻络引起的中风先兆和后遗症，肢体偏瘫、半身不遂、口眼歪斜、言语障碍、胸中郁闷等症。

需要说明的是，药品说明书只说了中风后遗症，咱们中医讲求

"治未病"，也就是没病先防。再说了中药和中成药只需要对证就行，就是说只要有气虚血瘀、痰迷心脑的症状，表现为舌淡胖有齿印（说明气虚），舌头偏紫色，有的有瘀斑（说明血瘀），舌苔比较腻，甚至看起来脏脏的（有痰，就是血管中有脏东西），这种情况下就可以先行服用消栓再造丸预防。

中风后遗症的外治法

中风后遗症多表现为身体某些地方疼痛，这样的话，您除了对症使用上述的内服药之外，还可以用云南白药或中华跌打丸外敷。

方法一：取适量云南白药酊直接涂在疼痛处，然后用热毛巾或暖水袋外敷就可以了，每天2～3次。

方法二：把1～2粒中华跌打丸研碎，用白酒调匀直接外敷在疼痛处，包扎固定，每日换药。

酸麻胀痛：肩颈痛、关节炎，是风寒湿作祟

在临床中，我发现肢体疼痛、麻木一类的疾病是非常普遍的，也就是大家常说的颈椎病、风湿性关节炎、肩周炎、腰腿疼痛一类，总之就是肢体各个部位的一些酸麻胀痛。

这些病根据发病位置的不同，在西医分属不同的疾病，但在中医看来，它们都是由风、寒、湿三气的袭击导致，中医统称为痹症。

风、寒、湿三气抱成一团，人体哪里有虚，它们就乘虚而入。如果颈部劳累过度或缺少锻炼，风、寒、湿三气杂至，颈椎病就来了；中老年正气亏虚，风、寒、湿三气合而侵袭肩关节，使肩部酸痛，活动受限，号称"五十肩"；如果腰部有旧伤，风、寒、湿三气就更容易侵入，于是就有了腰肌劳损（慢性）；还有各种膝盖、手指等四肢关节疼痛。

颈肩不适，腰腿疼痛，阴天加重，用木瓜丸

如果您有颈肩不适、腰腿疼痛等症状，而且一遇上阴雨天，病情就发作或加重，遇暖则轻，这种就属于虚寒型的痹证。此种痹证多见于老年人，可以用木瓜丸来治疗。

说起木瓜，大家都知道它是一种味美的水果，爱美的女孩子还知道它是丰胸的佳品，其实，这正是利用了木瓜舒筋活络的特点。以木瓜为主药并命名的木瓜丸，对于治疗风寒湿痹引起的颈椎病、肩周炎、腰腿疼痛等疾病有着非比寻常的疗效。

木瓜丸由木瓜、当归、川芎、白芷、威灵仙、狗脊、牛膝、鸡血藤、海风藤、人参、制川乌、制草乌组成。

木瓜味酸，入肝舒筋，性温气香而能祛湿；威灵仙以祛风湿为主，兼可通络；狗脊和牛膝能补肝肾、强筋骨；当归与川芎补血活

血；鸡血藤与海风藤均能通络止痛，祛风除湿，鸡血藤更有活血补血之效；制川乌、制草乌祛风除湿，散寒止痛，不过有毒性，一般必须炮制过后才能使用；白芷祛风散寒，通窍止痛；人参大补元气，增强人体抵抗力。

用上述诸药精制而成的木瓜丸有祛风散寒、除湿通络之功效。对于因受风、受寒、着湿而导致的各种关节疼痛、肿胀、屈伸不利、局部畏恶风寒、肢体麻木、腰膝酸软等特别有效。当然，除了内服木瓜丸外，您还可以用麝香追风膏、麝香虎骨膏、骨痛膏等外贴治疗。

各种类型的酸麻胀痛要分别施治

我在前面已经说到，痹症导致的各种酸麻胀痛都是由风、寒、湿三种邪气交杂侵犯人体，使经络闭阻、气血运行不畅导致的。受风邪侵犯比较厉害的叫作行痹，表现为肌肉、筋骨和关节处游走不定的疼痛和麻木。寒邪比较重的叫作寒痹，大多就是单纯的疼痛，而且是冷痛、紧痛感，天气转凉时病情通常会加重。

着痹：湿气比较重的叫作着痹，因为湿性重着，往往侵袭足膝，使之红肿热痛，下肢沉重，可用二妙丸、三妙丸或四妙丸治疗，这些药有强大的去下肢湿热的功能。

热痹：如果感受风、湿、热邪，或者寒湿久郁而化热，邪气侵犯关节，除了关节活动不利，还表现为一种热痛，也就是局部发红发热，这种红热用手一摸就可以感觉得到，我们通常把这种症状叫作热痹。

这时候，您就不能用上述的药物来治疗，得换用豨莶丸或豨桐丸。这两种成药主要由豨莶草和臭梧桐两味中药制成。二者皆性寒凉，所以能治风湿热痹。臭梧桐还有降血压的良好作用，如果有老人家既有风湿热痹，又有高血压，用桐丸治疗是最好不过了。

治疗热痹，还可用金黄散适量，清茶调成稀糊状，外敷于红肿热痛的关节之上，并用敷料包扎，每日 1 次。

血瘀型痹证：这种类型的痹证表现为关节、肌肤疼痛，固定不移、麻木不仁，还可见舌苔有瘀点或瘀斑。这时我们可用三七片或云南白药内服治疗，也可外用云南白药膏贴敷。

肝肾亏虚型痹证：老年人的痹证多为肝肾亏虚型，表现为关节疼痛，兼有比较严重的头昏目眩、腰膝酸软等症状，可选用独活寄生丸加六味地黄丸内服治疗。

较严重的风湿，颈肩、腰腿疼痛，用小活络丹

一言以蔽之，痹证是肌肉、关节、筋骨的痛、麻、热、肿，活动受限。得病的原因有两种：一是因为人体自身正气不足，二是因为风、寒、湿三气合而侵犯人体。

上节提到木瓜丸等药物适合症状比较轻的痹证，如果痹证病史比较长，或者比较严重的，用木瓜丸可能效果不会很明显，这时候，您可以试试大小活络丹。

木瓜丸与小活络丹在治疗风湿方面均有祛风除湿、舒筋活络的

作用。相比之下，木瓜丸有补血活血的功效，而小活络丹的消肿止痛功效更强，但是也比木瓜丸毒性大，所以不适合久服。

小活络丹的组成是：川乌、草乌、天南星、地龙、乳香和没药。

川乌和草乌气味辛热，可以祛风除湿、散寒止痛；天南星能燥湿化痰，祛风止痉；地龙重在通经络络；乳香和没药均气味芳香，善于行气活血、通络止痛。

从药物组成来看，小活络丹重点是治疗寒痹的，也可以治疗行痹和湿痹。但是因为川乌、草乌、天南星等都是温性的，所以不适合治疗热痹，即筋骨、关节有红肿热痛的痹证。请读者切记！

长期的风湿，关节屈伸不利，疼痛游走不定，或者中风后手足麻木，日久不愈，腰腿沉重疼痛，用小活络丹效果非常好，很多人一吃就见效，疼痛减轻，关节变得灵活！

肖博士温馨提示

- 小活络丹里面大多是温热燥性的药，长期服用会耗伤阴血，特别是有风湿疼痛的老年人，本来就肝肾亏虚，所以不提倡服用小活络丹太长时间，以不超过一个月为宜。

- 如果同时有高血压和高血脂的人，要在医生的指导下服用此药，防止血压升高。

严重的风湿，颈肩、腰腿疼痛，用大活络丹

与小活络丹同时针对比较严重痹证的是它的"兄弟"大活络丹。

大活络丹的组成相当复杂，一共有 50 味药：白花蛇、乌梢蛇、威灵仙、两头尖（俱酒浸）、草乌、天麻（煨）、全蝎（去毒）、首乌（黑豆水浸）、龟板（炙）、麻黄、贯仲、炙草、羌活、官桂、藿香、乌药、黄连、熟地黄、大黄（蒸）、木香、沉香、细辛、赤芍、没药（去油，另研）、丁香、乳香（去油，另研）、僵蚕、天南星（姜制）、青皮、骨碎补、白蔻、安息香（酒熬）、黑附子（制）、黄芩（蒸）、茯苓、香附（酒浸，焙）、元参、白术各 30 克，防风 75 克，葛根、虎胫骨（炙）、当归、血竭（另研）、地龙（炙）、犀角、麝香（另研）、松脂、牛黄（另研）、片脑（另研）、人参。

可以看出，大活络丹药味更多，总的来说是燥热性质的药，功效更为全面，适合风湿重症，兼有气血双补的功效，适用于气血亏虚的老年人及妇女，症见少气懒言、脸色苍白、头昏目眩，还有中风后遗症的患者。

简单来说，如果单纯的痹证就可用小活络丹，如果是身体已经伤了正气，比较虚弱，而不单纯是肢体的疼痛了，那就要用到药效更大的大活络丹了。

大活络丹主要适用于气血虚弱的中老年人，或者久病的妇女等，有风湿痹痛，或者是中风瘫痪的人也可以用。但是大活络丹不适用于关节红肿热痛的痹证。

从服用时间上来说，小活络丹不宜长期服用，而大活络丹则可以。

- 大、小活络丹均为猛药，有病治病，无病莫服。病若治好了，就赶紧停服，不能作为预防药。
- 大、小活络丹都是孕妇忌用的。
- 身体强壮，病情刚起，使用小活络丹；病变日久或虽然病变刚起但体质欠佳，使用大活络丹。

各种类型的颈部疼痛怎么办

上面两节针对的是风、寒、湿三股邪气对人体的侵犯，导致的一系列不舒服的症状。老年人本身身体的抵抗力差了，年轻人则因为贪凉、穿得少、熬夜等不好的习惯让这些邪气有了可乘之机。

不管是哪些人，邪气在侵犯您时，都是在关节缝隙之间走窜的，我们通常说要保护好四肢，其实关键是要保护好各个关节以及邪气最常走窜的部位。身体的各处关节、颈部和肩部是重点保护对象。

1. 有的人一遇到阴雨天或者着凉以后，颈背部疼痛的症状就会加重，这种类型的颈椎病多由感受寒湿邪气引起。

内服法：可以选用颈复康颗粒，也可以用中华风湿片。

外用法：可以选用骨刺消痛涂膜剂，每天 2 ～ 3 次，涂抹在痛处，有疏风散寒、祛湿通络的作用。

2. 有的人颈部的疼痛以刺痛为主，疼痛比较剧烈，并且发生疼痛的部位比较固定，严重的可能出现肢体麻木、舌质暗紫，这就属于血瘀型的颈椎病。

内服法：可以用伸筋丹胶囊。

外用法：可以选用骨质增生一贴灵，有活血化瘀、通络止痛的作用。

3. 肝肾亏虚型颈椎病，表现为颈部酸沉，并且时常头晕目眩，视物模糊。治疗可选用参桂再造丸，每次半丸，一天 2 次。

肩周炎怎么治

肩周炎是临床上比较常见的疾病，肩部疼痛部位不固定，严重的不能梳头、换衣服，活动后疼痛就会加剧，上肢活动不灵活。中医认为，肩周炎大多是因为风寒侵袭、气滞血瘀导致的，治疗上以疏风散寒、活血化瘀止痛为主。内服药可以选择大、小活络丹，根痛平颗粒或是三七胶囊，活血止痛胶囊等。外用可以选云南白药酊局部涂抹，或者用正红花油、正骨水、万花油也可以。

风湿性关节炎的中成药内服法

风寒湿型：这种类型的关节炎表现为关节疼痛的位置不固定，有时是这几个关节疼痛，有时又换成另外几个关节疼痛。除了疼痛之外，往往还有关节活动不灵活、皮肤感觉麻木、舌苔淡等表现，而且患者自己也会觉得舌头黏腻，很不舒服。

对于这种风寒湿型的关节炎，治疗上可选用木瓜通痹胶囊口服，该药起到祛风通络、散寒除湿止痛的作用。

肝肾亏虚型：老年人的关节炎多是肝肾亏虚型的，表现为关节疼痛，并且有比较严重的头昏目眩、腰膝酸软等症状，可以选用独活寄生丸。

风湿性关节炎的中成药外治法

另外，还有一些外用的中成药，治疗类风湿性关节炎也有很好的效果。具体方法如下：

方法一：取适量的金黄散，用清茶调成稀糊，外敷在疼痛的关节上，用敷料包好，外面用胶布固定，每天换药1次，连续3～5天，适用于热痹型的关节炎。

方法二：将麝香追风膏、云南白药贴膏或伤湿止痛膏外敷在疼痛的关节上，每天一换。如果贴上后配合局部湿热敷，效果会更好，适用于风寒湿型的关节炎。

痔疮：劳人伤财的手术并非唯一选择

民间素有"十人九痔"一说，可见患痔疮的人非常多。

不良的大便习惯是导致痔疮的首要原因，例如上厕所时看书、读报，忍便，便秘等。其次，妊娠、腹泻、久坐等都容易导致痔疮。

痔疮大致分为内痔、外痔和混合痔。

对于痔疮，现代医学一般采取手术治疗，但是劳人伤财。我国外科历史悠久，经验丰富，中成药在治疗痔疮方面也是很有优势的。

内痔用脏连丸

内痔一般不痛，以便血、痔核脱出为主要症状，严重时会喷血，痔核脱出后不能自行还纳，还有大便困难、便后擦不干净、有坠胀感等症状。

治疗内痔，止血很重要，最经典的中成药是脏连丸。脏连丸由黄连、黄芩、地黄、赤芍、当归、槐角、槐花、荆芥穗、地榆炭、阿胶、猪大肠组成。

黄连、黄芩、地榆炭、槐花可清下焦湿热而止痔血；地黄、赤芍、槐角凉血而止血；当归、阿胶养血以补血虚；荆芥穗止肠风；最具特色之处是以猪大肠入药，以肠补肠。

脏连丸具有清热利湿、凉血止血之功效，主治内痔及肛裂出血，表现为肛门灼热、坠胀、便血、痔疮肿痛。

如果您患有内痔，同时大便不通，可选用痔康片、痔疮内消丸（舒痔丸）、槐角丸等，这些药比起脏连丸还多了行气通便的作用。

外痔和混合痔用马应龙麝香痔疮膏

外痔多为炎性，以疼痛、肿块为主要症状，表现为红肿热痛，肛门周围长有大小不等、形状不一的皮赘。

混合痔兼有内外痔双重特征，以直肠黏膜及皮肤脱出、坠胀、疼痛、反复感染为主要症状。

治疗外痔和混合痔一般也选择外治法，最常用的莫过于马应龙麝香痔疮膏。

此药由麝香、珍珠、牛黄、硼砂、冰片、炉甘石等名贵中药制成，有清热解毒、活血化瘀、去腐生肌的功效，用于治疗各类痔疮。

具体用法是：每日早晚及大便后用温水洗净患处，若是内痔，可先轻轻地挤入 2 克左右药膏至肛门内；若是外痔和肛裂，局部洗净后将此药膏直接涂敷患处即可。

痔疮的通用外治法

治疗痔疮，各种外治法是非常重要的，您在用上述方法的同时，可用下面的外治法辅助治疗。

　　方法一：将适量的云南白药与浓度 75% 的酒精调匀，外敷在患处，可活血止痛，主要用于外痔。

　　方法二：温水清洗患处后，用京万红软膏或者清凉油涂搽患处，可起到消肿止痛、促进伤口愈合的作用。每天 2 ～ 3 次。

　　方法三：将 20 毫升藿香正气水用 1000 毫升凉白开水稀释，用药棉蘸着轻擦患处。每天 2 ～ 3 次，也可起到活血止痛的作用。

　　肖博士温馨提示

　　　　当然，上面的方法是针对轻度的痔疮，如果您的痔疮已经到了很严重的地步，就不得不采取手术治疗了，一定要及时去医院就诊。

06

五官病症，用对药有惊喜

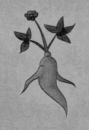

脱发、白发：七宝美髯丸补肝肾精血

现代人压力越来越大，尤其是男人，上有老下有小，还要供房子，供车子，职场竞争永无休止，几番挣扎之后，人的精气也在日复一日地被提前耗尽。于是，不知从什么时候开始，男人们挣的钱越来越多，头发却越来越少。斑秃、脱发、须发早白困扰着很多人。

白发，脱发，用七宝美髯丸

我有个病人就是斑秃，不过只是在左侧颞部有拇指指肚那么大的一片。他告诉我，自己做事感到力不从心，经常觉得疲倦，腰酸腿软，问到性生活，更是唉声叹气的，说不够硬，有时都不能完成。好不容易充分准备，鼓足了劲，完了也是一身虚汗，身体整个都软了。饭量越来越小，睡眠质量越来越差，压力大的时候总是翻来覆去地难以入睡，早晨起来就看见掉得满枕头的头发。同时夜尿也增多了，还经常便秘，我看他脉非常轻微、舌质淡、舌尖红，是肾阴虚而兼有心火。

对于跟他类似症状的朋友，如果同时也有脱发、白发等情况，我给您推荐七宝美髯丸。

七宝美髯丸由 7 味中药组成，即制何首乌、当归、补骨脂、枸杞子、菟丝子、茯苓、牛膝。

何首乌可补肝肾，强筋骨，养精血，固肾气，使白发变黑。此药所用何首乌是加黑豆九蒸九晒而制成，补肾之力更强！此外，当归补血养血；补骨脂辛温，补肾壮阳，这里加黑芝麻伴炒，阴阳俱补；枸杞子和菟丝子主要是滋补肾阴；茯苓健脾而宁心安神；牛膝能补肝肾、强筋骨，引药入肾，引心火下行。

如果您像上面我说的那个病人一样，因整日劳累奔波，导致肝肾亏虚，那么，七宝美髯丸可以补肝肾之精血，兼有补阳的作用，也会使性生活变得和谐。

如果您因为压力大，想的事情多，有心火亢盛的症状，七宝美髯丸在补足肝肾精血的基础上还能健脾降火，让您吃好睡好精神好。

上面说的那个病人，我在给他开了五盒七宝美髯丸的同时，还让他爱人每天用梅花针给他在患处叩刺 10 ～ 15 分钟，这就相当于给头皮松松土，头发更容易长出来。

两个月后他就已经不用戴帽子了，头发也变得乌黑浓密而富有光泽，精气神都提高了几个档次。

七宝美髯丸专用于治疗肝肾亏虚型（腰膝酸软，精神疲倦）的斑秃、脱发和须发早白，这些病多发于男性，但是女性有上述症状的也同样可以使用。

如果您有上述的症状，除了七宝美髯丸之外，您还可以选用斑秃丸、首乌片、黄精丸等。

心情抑郁导致的脱发、白发，用逍遥丸

肝气郁结也可以导致斑秃、脱发等疾病。这样的人老是觉得诸事不顺，心情抑郁，烦恼不堪，胸胁胀痛，食欲减退，头发掉得厉害。

这时，可先用逍遥丸解除抑郁，肝气顺了，身体的其他脏腑才能正常运转。

生发、乌发的外用方法

除了内服的药，您还可以用外涂中成药的方法来帮助生发和乌发。

方法一：选用鲜侧柏叶和制何首乌各 30 克，加浓度 75% 的酒精浸没药材，密闭浸泡 1 周，然后蘸着药汁轻轻涂搽患处。

方法二：您还可以自制生发软膏，非常简单。准备生半夏 15 克，20% 的硫黄软膏 100 克，加适量松节油调成糊，用棉签蘸着涂搽患处，每天 3 次。

结膜炎：清心明目上清丸清热泻火

急性结膜炎是眼科最常见的疾病。有的朋友外出吹了风沙，眼睛很不舒服，用手使劲揉，结果眼睛很快变红了，有时还有涩痛，不时流出眼泪。

有的人本不胜酒力，为了交际，酒桌上也要觥筹交错，结果喝完酒眼睛就红了。

另外，戴隐形眼镜不注意清洁卫生，也常常容易导致眼睛发红。

以上均可归入结膜炎的范畴。

急性结膜炎，用清心明目上清丸

一般来说，急性结膜炎大部分都属于风热型的，主要表现为结膜充血、眼睛刺痒、有异物感或灼热感，严重者会出现大量脓性分泌物，或伴有头痛、发热等症状，舌质较红，苔薄黄或薄白。

此外，红眼病、干眼症、沙眼等病均属于结膜病变的范畴，只要是眼睛发红，而且是鲜红的那种，就可以用清心明目上清丸来治疗。

清心明目上清丸由黄连、黄芩、栀子（姜炙）、熟大黄、连翘、石膏、菊花、天花粉、薄荷、荆芥、蒺藜（去刺盐炙）、桔梗、赤芍、当归、麦冬、玄参、车前子（盐炙）、蝉蜕、陈皮、枳壳（麸炒）、甘草等药物制成。

　　黄连和黄芩清中上焦之热；栀子清三焦之热；熟大黄清热泻火解毒；连翘、菊花、薄荷、荆芥、蒺藜、蝉蜕清上焦风热；石膏大寒，清热泻火；天花粉、麦冬清热、养阴；赤芍、玄参凉血清热；当归活血；车前子可使湿热从小便而出；此外，枳壳、陈皮均是气药，桔梗为上焦的引药，甘草则调和诸药。

　　此方可使风热从上焦直接发散出去，也可使热从大小便而出，而且还养阴、凉血、清热！

急性结膜炎的外治法

　　放血疗法：结膜炎属于急性的，也可在耳尖（耳郭最高处）放血，见效比较快。具体操作方法是：去药房购买一次性注射器针（大小均可）、75% 消毒酒精和医用棉签。在患者一侧耳朵处，从下至上用手推揉，使血液汇集于耳尖，用棉签蘸酒精消毒，一只手折叠耳朵并捏住，另一只手持针迅速刺入耳尖，挤出几滴血即可。每日 1 次，每次只取一侧耳朵。一般 2 ～ 3 次就会治愈。

　　贴敷法：将适量吴茱萸研成末，用清水调匀，放在伤湿止痛膏上，敷在肚脐或双脚脚心的涌泉穴，可起到将引热下行的作用。每天换 1 次药。

如果您用上述方法不见效，极有可能是结膜炎转为慢性的了，要赶紧去医院具体检查，不要延误病情。

另外，提醒您一点，对于不胜酒力又不得不喝的朋友，为防止喝酒导致眼红，可以事先服用一包清心明目上清丸。

耳鸣、耳聋：耳聋左慈丸滋肾养阴

老年人经历了一辈子风霜，各个器官的功能都开始退化了，耳朵这个器官也常常失灵。很多人开始的时候是耳鸣，慢慢地就耳背了，需要人家凑近耳朵大声说话。到最后，听力损失严重，可能导致耳聋。

从耳鸣到耳背再到耳聋，这是一个渐进的过程，正如《杂病源流犀烛》中所说："耳鸣者，聋之渐也。"

耳聋左慈丸专治耳鸣、耳聋

中医认为，肾开窍于耳，意思是耳朵是归肾来管的。年轻人肾气充足，能够很好地濡养耳朵，所以听力一般不会有问题；等到年事渐高，肾精肾气一步步耗损，耳朵就慢慢出现毛病了，所以保存肾精肾气很重要。年轻人如果疯狂熬夜、纵欲过度等，大量耗损了肾精和肾气，就会未老先衰了。人的精气就像银行里的钱财，只有不时地存一点进去，并且节省着用，到老了才够花。

人到中老年，如果不时有些耳鸣，像蝉鸣似的那种，不管有没有耳背、耳聋，赶紧吃点耳聋左慈丸补一补吧。

耳聋左慈丸是一种专门治疗耳鸣、耳聋的中成药。它的药味组成有熟地黄、山药、山茱萸、茯苓、泽泻、牡丹皮、磁石、柴胡。大家一看就知道，实际上就是六味地黄丸加上磁石和柴胡两味药。六味地黄丸滋阴补肾，并且补而不滞，有三补三泻；磁石补肾安神；柴胡疏肝解郁。全方配伍，既可滋肾养阴，又可平肝清热，因此可以治疗老年肾虚性耳鸣、耳聋。

巧辨肾虚型耳鸣

什么是肾虚型耳鸣呢？这也很好辨认。如果耳朵里是蝉鸣样的咝咝声，当用手指压住耳朵，耳鸣会减弱；同时还有腰膝酸软、性欲减退、舌淡白、脉沉细无力等症状，这就是肾虚了，此时用耳聋左慈丸治疗效果会更好。

但是补虚类的药物都需要较长时间地服用才会有显著的效果。就像我们把辛苦钱一块一块地攒起来一样，有肾虚耳鸣的患者，坚持服用一段时间的耳聋左慈丸，就是给自己的身体存精气，也就是延年益寿了！

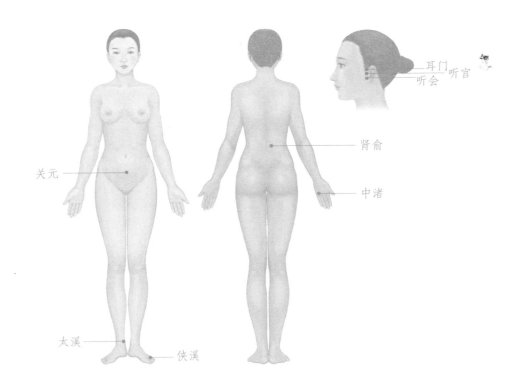

肾虚型耳鸣，还可每天用（药）艾条熏耳门、听宫、听会、侠溪、太溪、中渚、肾俞、关元这些穴位，每穴熏3分钟。

实证耳聋、耳鸣怎么办

耳聋、耳鸣也有实证。耳聋往往突然发作，耳鸣则自觉声音很大，用手按住不会减弱，有时声音还会增大，多烦躁易怒、口苦咽干、面红目赤，这时可用龙胆泻肝丸治疗。同时可配合耳尖放血，并敲打太冲、行间、合谷等穴位。

牙痛、口腔溃疡：清胃黄连丸祛火气

俗话说：牙痛不是病，痛起来可真要命！牙痛是最为常见的口腔疾病之一。

口腔内的细菌在特定条件下，产生一种酸性的物质，逐渐腐蚀牙体的硬组织，会引起疼痛，这叫龋齿，老百姓也管它叫"虫牙""蛀牙"；有时牙龈红肿、牙齿松动，也会导致牙痛，这叫牙周炎；另外像长智齿等都会引起牙痛。

很多时候，牙痛会伴有牙龈肿痛、口腔溃疡，甚至流口水等。

牙痛、口腔溃疡分虚、实，是实是虚，很好辨认。实证一般症状比较明显，患处色彩比较鲜明；虚证则反之。此法适用于一切虚实之辨。

胃火上攻型牙痛和口腔溃疡，内服清胃黄连丸

我父亲曾经是个牙痛大王，是典型的胃火大导致的牙痛。他身强体壮，胃口从来都很好，但这样的人也很容易胃火亢盛，吃下去

的东西一下子就被消化了，就很容易长胖。所以，我母亲晚上都不让他吃太多的饭。

中医认为胃的功能是承载和腐熟水谷。胃口好的人，胃火太大，就像煮饭要有火力一样，胃腐熟水谷也是一个道理。

胃火太大的人，很容易因胃火上攻而导致牙痛和口腔溃疡。这种牙痛和溃疡常常发作得很剧烈，牙龈红肿甚至出血脓肿，往往痛得龇牙咧嘴，甚至流口水，面颊肿大，喝水吃饭都困难。这样的人，一般还容易口臭、口渴，伴有头痛、心烦、大便干、小便黄等症状。

大部分的牙痛和口腔溃疡都属于胃火上攻型的，可内服清胃黄连丸，外敷冰硼散。两个清火的中成药就可以轻松把火气祛除了。

有了上述的牙痛和口腔溃疡的症状，您得先用清胃黄连丸来清清火气。

清胃黄连丸由黄芩、黄柏、黄连、栀子、连翘、石膏、知母、玄参、地黄、牡丹皮、天花粉、赤芍、桔梗、甘草等药物组成。"三黄"分清上、中、下三焦之火，统清三焦之火，此外，还有诸多养阴清热、凉血解毒的药物。

对于胃火上攻型牙痛和口腔溃疡，尤其对于溃疡面是鲜黄色、周围鲜红色，非常痛，同时伴有口臭、大便干、小便黄等实火症状的口腔溃疡，用清胃黄连丸有特效。

胃火上攻型牙痛和口腔溃疡的外治法

除了内服清胃黄连丸以外，您还可以采用多种中成药的外用法，效果立竿见影。

方法一：吹敷冰硼散。

冰硼散由冰片、硼砂、朱砂、玄明粉4味药组成，可清热止痛，去腐生肌，红白玲珑，气味芬芳。

如果有牙龈肿痛、口舌生疮、口腔溃疡等症状，把适量冰硼散放在干净的纸上，直接吹敷患处即可，刚上药时会很痛，痛到流口水，一把鼻涕一把泪的。这时候要忍一忍，让口水流出来，疼痛很快就会过去，牙痛和口腔溃疡就会缓解了。

一天可坚持数次，等到吹敷上去不再那么痛时，牙痛也基本好了。

方法二：牙痛者，还可以把六神丸碾碎，用白醋调和，贴敷在颊车、翳风等穴位处，外用医用胶布固定。

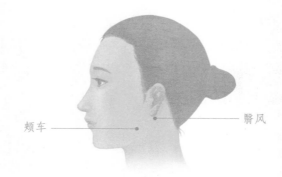

颊车　　　　　　　　　　　　　　翳风

方法三：对于反复发作的口腔溃疡，可用适量吴茱萸加白醋调和，敷在足底的涌泉穴，外用胶布固定，每日 1 次，可起到引火下行的作用，有特效。

虚证牙痛的治疗方法

有实便有虚，不论是牙痛还是口腔溃疡都有虚证。

虚证牙痛表现为隐隐作痛，牙龈不是肿胀而是萎缩，甚至牙齿松动，口干但不想饮水，伴有头晕目眩、失眠健忘等症。

虚证口腔溃疡表现为溃疡处痛不明显，溃疡面暗红，病程长而缠绵难愈。

上述虚证的牙痛和口腔溃疡都可以内服知柏地黄丸，兼有长期怕冷症状者，可改为金匮肾气丸。虚证牙痛，也可把吴茱萸和制附子按 2：1 的比例研磨，加白醋调和，敷涌泉穴。如果您嫌麻烦的话，也可以直接将一粒附子理中丸碾碎调和，敷涌泉穴。

慢性咽炎：铁笛丸润肺利咽

慢性咽炎是最常见也最容易被忽视的疾病，而老师是最容易患慢性咽炎的群体之一。

像我曾诊治过的一位年轻老师，声音低沉而沙哑，每说几句话就要用力地"吭咳"两声。另外，他总是觉得自己喉咙里有个什么东西卡在那，吞不下去，也咳不出来，医学上叫咽部异物感，中医更是形象地称之为"有如炙肉"。咽喉总是处于一种干涩微痛的状态，在气候干燥、寒冷的秋冬季节尤其明显，早晨起床刷牙时容易干呕。

由于咽喉部有慢性炎症，一旦感冒，慢性炎症就会转为急性，每次都会出现咽喉红肿疼痛，有时候还会伴随着发热、咳嗽等症状。

慢性咽炎，用铁笛丸

接着前面说，我看了那位老师的舌头，比较红、苔少，是阴虚之证；脉则细弦，说明还有肝郁之象，这跟他心情不畅有关。

我告诉他首先要保持心情舒畅，然后给他推荐了一种药，叫作铁笛丸，用来润肺利咽。

铁笛丸由诃子肉、麦门冬、瓜蒌皮、茯苓、玄参、浙贝母、甘草、桔梗、凤凰衣、青果等中药制成。

诃子肉敛肺止咳、止泻、清咽利喉；麦冬、玄参滋养肺阴；桔梗和甘草均可清利咽喉，桔梗引药上行，甘草调和诸药；瓜蒌皮利气宽胸；茯苓健脾祛湿；浙贝母化痰止咳，清热散结；凤凰衣（小鸡孵出来后鸡蛋壳的内膜）养阴清肺散结；青果（青橄榄）清热解毒，利咽生津。

综合各药，铁笛丸主要是"清"和"润"两个作用，只要有咽干口燥、声音嘶哑、咽喉肿痛等症状，都可以用铁笛丸，不管是慢性咽炎还是急性咽炎都可用此药。

在临床中，我发现，大部分慢性咽炎都跟心情有关系。所以，保持心情愉快是非常重要的，必要的时候可以吃逍遥丸，让自己逍遥一点。

肖博士温馨提示

慢性咽炎患者除了保持愉快心情外，还需要戒除一切刺激性食物，包括烟酒。另外要远离粉尘多的地方，多去空气清新的地方，多喝开水润喉。

咽痛痰多，选黄氏响声丸

治疗慢性咽炎的著名中成药还有黄氏响声丸。相比之下，铁笛丸注重养阴，黄氏响声丸则注重清热，觉得咽喉不够润，常常口干的人可以选铁笛丸，而咽喉有肿痛、痰多者可选用黄氏响声丸。

慢性咽炎的外治法：

对于慢性咽炎，还有很多外用的方法，效果都非常理想。下面几种方法，您可随意选用。

方法一：紫金锭 10 克，三七粉 10 克，用白醋调和，敷在廉泉及天突穴处，外用胶布固定，每日 1 次。

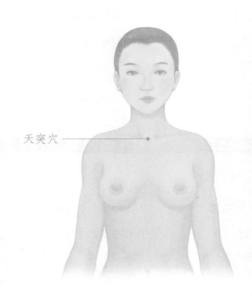

天突穴————

方法二：生地黄、玄参、大青叶各 15 克，煎水含漱，反复多次。

方法三：将双料喉风散或冰硼散对着红肿的部位喷撒，每日 3 ～ 5 次，连续 3 ～ 5 天，可以起到清热解毒、消肿止痛的作用。

方法四：将一张伤湿止痛膏直接贴在天突穴上，清热解毒，每天换 1 次药，连贴 3 天。

方法五：将适量的吴茱萸加清水调成糊状，外敷在双脚的涌泉穴或肚脐处，用伤湿止痛膏固定，引热下行。每天换 1 次药，坚持 1 周左右。

慢性鼻炎：千柏鼻炎片宣肺通窍

鼻炎是很恼人的疾病，很多人都受到此病的困扰。有的是长期鼻炎导致头痛等其他毛病；有的是一感冒就犯鼻炎，吃多少瓶药都不好；还有的人常年靠鼻炎药维持。严重的甚至影响着恋爱、结婚及其他社交活动。

鼻炎分很多种，常见的是虚证和实证的慢性鼻炎，以及类似于风寒感冒的过敏性鼻炎。

慢性鼻炎以鼻塞、流涕、嗅觉减退为主要症状，西医分为单纯性鼻炎、肥厚性鼻炎、干燥性鼻炎等类型。而在中医看来，百病皆可分虚实，慢性鼻炎也是如此。虽然不论虚实都可能有鼻塞、流涕、嗅觉减退等症状，但是具体表现还是有所不同的。

虚证慢性鼻炎用通窍鼻炎片

虚证慢性鼻炎的特点如下：

1. 鼻塞间歇性和交替性发作，白天、运动、温暖时减轻，夜晚、静坐、寒冷时加重；

2. 一般是一个鼻孔堵塞，如果睡觉时翻个身，可能变成另一个鼻孔堵塞；

3. 鼻涕一般是白而黏的，嗅觉有不同程度的减退；

4. 鼻腔黏膜淡红不肿，伴有四肢发冷、自汗乏力、吃得少、容易腹胀、舌苔淡白等症状。

这种虚证的慢性鼻炎要用通窍鼻炎片。

通窍鼻炎片由苍耳子、白芷、辛夷、薄荷、黄芪、防风、白术组成。前4味药组成苍耳子散，后3味药组成玉屏风散，两个都是经典方剂。苍耳子散均为轻清芳香之药，能上通鼻窍、祛风除湿止痛。玉屏风散则是治疗体虚感冒的基础方。综合起来，通窍鼻炎片主要用于治疗身体较虚，容易伤风感冒，引起鼻塞不通的情况。

治疗虚证鼻炎也可配合补中益气丸或者玉屏风口服液。

实证慢性鼻炎用千柏鼻炎片

实证的慢性鼻炎表现为鼻塞较为严重，一般情况下不能减轻，有时候甚至需要张口呼吸；鼻涕为黄色脓样物质，量较多；嗅觉减退，甚至完全不闻香臭；鼻腔红肿，头痛，发热，口苦，咽干，舌质红，舌苔黄。

这种情况下要用千柏鼻炎片。

千柏鼻炎片也是老百姓最喜欢用的治疗鼻炎的中成药之一。它由千里光、卷柏、羌活、川芎、决明子、麻黄、白芷7味中药组成。千里光是一种路边草药，清热解毒、杀虫、明目；卷柏又叫九死还魂草，活血通经；羌活与川芎也都是"通"的中药；决明子清肝明目；麻黄宣肺通窍；白芷是通鼻窍的要药。

千柏鼻炎片注重活血祛风、清热解毒、宣肺通窍，在众多治疗慢性鼻炎的中成药中可谓别开生面、独树一帜。

滴鼻药水不能长期使用

临床上很多人向我诉苦，说一般治疗鼻炎的药没有多少用，只能暂时缓解，其实中药、西药都是如此。这是因为很多药都只注重暂时的通气，尤其是滴鼻用的药水，让血管暂时收缩，缓解充血肿胀而通窍。但是从中医来讲，血管不通，则气亦不通，长此以往会产生严重的副作用，这就是滴鼻药水不能长期使用的原因。

事实上，您不必太具体区分什么急性鼻炎和慢性鼻炎，只要有上面的症状，用相对应的药物来治疗就行了。

过敏性鼻炎怎么办

除了上述虚实两种慢性鼻炎，还有一种过敏性鼻炎也比较常见，其症状类似于风寒感冒。如果您受了点儿风寒，觉得自己是感冒了，但是最明显的表现是鼻塞、流清涕、一个劲儿地打喷嚏。那么，您不是单纯的风寒感冒，而是过敏性鼻炎。

如果您平时经常出现这种情况，那说明您体质比较弱，平时可用玉屏风颗粒（丸、口服液）等预防。一旦发病的时候，就要内服风寒感冒颗粒（冲剂）；如果痰比较多的话就用小青龙颗粒；如有大便不通，就内服防风通圣丸。

外治方面，可以把 1 头独头蒜捣碎，加麝香 3 克，贴敷在印堂穴上。或者用艾条熏印堂、迎香、上迎香、百会等穴位。上述这些穴位都是治疗过敏性鼻炎的重要穴位，有事没事多加揉按，也会使鼻子更加通畅。

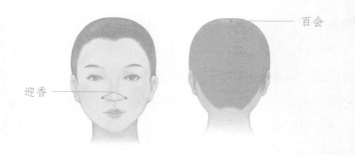

鼻子是感受外界的五官之一，不可不通，有鼻炎的朋友，切不可等闲视之。希望大家的鼻炎都早点治好，早日找回自由呼吸自然界清气的美好体验！

痤疮、酒糟鼻：当归苦参丸消炎、凉血

疮疡是中医对人体体表化脓性疾病的统称，分为很多种，叫法不一，有很多不常见的，人们通称无名肿毒。其中范围较小的叫疖，

范围较大的称痈，还有疔。疔虽然很小，但根脚坚硬，就像一个锈迹斑斑的钉子钉在人的皮肤上，病情往往变化迅速，是一种危险的外科疾病。

一般疮疡肿毒，无非因为湿热蕴结，加之瘀血阻塞，所以要想治好它，主要是得清热燥湿，活血化瘀，通络止痛。疮疡最常见的表现是红肿热痛，在还没有溃烂的初期，可以用如意金黄散外敷治疗，后期等脓已成熟时，则需要切开排脓。

疮疡初起用如意金黄散

如意金黄散是一种有名的外科用药，又叫金黄如意散、金黄散、金黄膏。

如意金黄散由大黄、黄柏、姜黄、白芷、厚朴、天花粉、生天南星、生苍术、陈皮、甘草组成。大黄清热解毒，活血祛瘀；黄柏清热燥湿，泻火解毒；姜黄破血行气，通络止痛；白芷祛风散寒，通窍止痛，消肿排脓，燥湿止带（带下）；厚朴燥湿行气；天花粉清热生津外，还能消肿排脓；天南星内服燥湿化痰，祛风解痉，外用消肿止痛；苍术健脾燥湿，还能祛风湿；陈皮理气健脾，燥湿化痰；甘草调和诸药。

临床上，如意金黄散可用于疥疮、黄水疮、褥疮、丹毒（一种局部皮肤突然发红成片、色红如丹的急性感染性疾病）、甲沟炎等，此外，急性软组织损伤、跌打疼痛、风湿和类风湿性关节炎，用如意金黄散外敷都可以取得不错的疗效。一般用时根据病变部位面积取适量食醋或清茶调和外敷，每日 1 次即可，直至病愈。

一切红肿热痛，请用双柏散外敷

家庭中难免有点磕磕碰碰、红肿热痛等各种突发情况，在您家的药箱里，怎能少了双柏散及其相关的制剂呢？

双柏散是一个经验方，是一名学院派老中医无私奉献出来的家传秘方，疗效相当神奇。我用它治疗过很多外伤：

1. 一老伯腿部皮肤发红瘙痒，用双柏散外敷后 10 分钟，症状明显缓解，半小时后痊愈；

2. 一农民被田中石块划伤脚板，脚部漫肿发热，用双柏散外敷 2 次痊愈；

3. 一妇人左手内侧火辣疼痛，用双柏散外敷，包绕整个手臂，2 天后痊愈；

4. 一小伙子打吊针时不小心挣脱，导致整个手背肿胀，用双柏散外敷后很快消肿如初。

如此神奇的双柏散，是由什么药物组成的呢？

侧柏叶 60 克，大黄 60 克，黄柏 30 克，薄荷 30 克，泽兰 30 克。泽兰与益母草是一类药，有活血化瘀、利水消肿的功效。

如何使用呢？

将双柏散研末，用适量的水加一勺蜂蜜调匀外敷，有活血祛瘀、消肿止痛的功效。

在我所在的医院，只要遇到有红、肿、热、痛中任何一种症状，都会及时把双柏散敷上去。

调制双柏散也很有讲究，一次用双柏散粉 1 ~ 2 包（100 ~ 200 克），倒入专用的瓦盆里，加适量水，蜂蜜 1 茶匙，充分拌匀至泥巴样，再放进微波炉里加热 1 分钟。塑料透明薄膜 1 小张，上面铺开薄层棉花，将加热过的双柏散平铺到棉花上面，厚度约 0.5 厘米，再敷到身体需要的位置。

双柏散在内外妇科均可应用，现已广泛应用于治疗急性软组织损伤、疮疡、急腹症、慢性盆腔炎、内科急症痛症等病症，疗效明显。相关试验也证实本方具有良好的抗炎、促进血肿吸收和瘀斑消退作用。

此外，双柏炎痛喷雾剂、双柏散软膏剂、双柏酊剂等新剂型也已经上市，用于治疗软组织损伤、褥疮、输液后渗出等，有明显疗效。

<hr>

肖博士温馨提示

- 双柏散里的黄柏清热燥湿解毒，可用于疮疡肿毒、湿疹湿疮、足膝肿痛等。
- 侧柏叶凉血止血，祛痰止咳。此外，侧柏叶还可以用来治疗脱发。怎么用呢？用侧柏叶适量浸泡到 75% 浓度的酒精中，浸泡 7 天，再用消毒棉签蘸取上层绿色的汁液涂到脱发的地方，反复多次。一般两三个月后有明显效果。

粉刺、酒糟鼻，用当归苦参丸

粉刺和酒糟鼻是两种损害容貌的皮肤病，很多年轻人为之苦恼不已。

粉刺又叫痤疮，俗称青春痘，好发于面部及胸背部。酒糟鼻又称红鼻头，往往鼻头及其两侧皮肤弥漫潮红，后期可出现高出皮肤的疹子，叫作丘疹。严重者还会有脓疱，病情缠绵不愈，导致局部组织增生肥厚，可出现瘤状的结节增生。

在中医看来，这两种疾病的病因是一样的，一是有湿热，二是血瘀。所以治病就应该清热祛湿与活血化瘀同时进行。当归苦参丸就是专门针对此类皮肤病的著名中成药。

当归苦参丸的药物组成只有当归和苦参两味药。当归活血化瘀，苦参清热祛湿，还能杀虫。现代研究认为，上述疾病是由于毛囊虫或螨虫等导致，苦参正好可以用来灭杀这些虫。两味药，两种功能同时进行，不仅可以治疗粉刺，对湿疹和颜面生疮也有很好的治疗作用。

粉刺、酒糟鼻的外治法

有一种外用的古方搽剂叫作颠倒散，对粉刺、酒糟鼻和脂溢性皮炎都有很好的作用。药房不一定有出售，读者可以自己制作。此药由硫黄粉和大黄粉两味药各等份组成，根据用药面积确定用量，一般取每味药 15 克，打粉混匀，即成黄褐色的粉剂，用茶水调成稀糊状，外搽患处、双手手心的劳宫穴和双脚脚心涌泉穴，可清热解毒，凉血化瘀消肿。

特殊情况，特殊对待

1. 如果是已经有脓疱，那就用我在临床中喜欢使用的一种方法：在硫黄粉和大黄粉的基础上，再加一味皂角刺，以消肿排脓，兼可杀虫。

2. 如果局部皮肤热象比较突出的，表现为皮肤鲜红，疼痛明显者，可用清热暗疮丸来治疗。此药成分有金银花、大黄浸膏、穿心莲浸膏、牛黄、蒲公英浸膏、珍珠层粉、山豆根浸膏、栀子浸膏、甘草，其中清热解毒的药占绝大部分，兼可凉血化瘀，对于热毒明显的粉刺、酒糟鼻甚至疖子肿痛效果都很好。

3. 还有一种情况需要注意的是，有相当一部分粉刺或者酒糟鼻患者，患处的皮肤不是鲜红色的，而是暗红色，多见于熬夜者，一般认为是阴虚，在推荐服用当归苦参丸的基础上，还需加服知柏地黄丸以养阴清热。这种证型的粉刺或酒糟鼻，不适合用清热暗疮丸治疗。

4. 湿热型的座疮往往脸部油滑，疮色鲜红，这些患者在夏秋季节常常容易拉肚子，用葛根芩连片来治疗是最好不过的。

在上述疾病的保养方面，需要注意的是一定不要熬夜、喝酒、吃辛辣刺激的食物。

记住这些药物和注意事项，你就会重新找回光洁的面孔！

07

男人和女人如何家庭用药

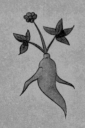

女性篇

肝气郁结：把肝顾好，才能做快乐女人

行走在都市的女人，有几个是真正快乐的？且不说人际关系、职场晋升，就是生活中细碎的琐事，也使女人们感到烦恼！

为什么会这样呢？这得从"肝"说起。

肝，一是主疏泄，一是主藏血，而这两个功能对女人都很重要！

肝主疏泄，是指肝脏具有疏通、畅达全身气血津液和情绪的作用。脾胃的正常运化，男子排精以及女子排卵行经，都属于肝脏疏泄的范畴。

女子心思细腻，多愁善感，往往一些小事也会引起情绪的较大波动，故而很容易使肝气疏泄失常，脾胃功能障碍，没有食欲，或者吃了东西也不消化，甚至腹胀、便秘，月经也受到冲击！

肝主藏血，是指肝脏具有贮藏血液、调节血量等功能。肝脏藏血充足与否，是月经能否按时来潮的重要保证。

所以，古代称"女子以肝为先天"，这个说法真是太有道理了，说的就是女子一定要注意疏肝气、养肝血。

心情不好影响食欲，用逍遥丸

女人要想摆脱烦恼，就一定需要逍遥丸了。

逍遥丸源自逍遥散，出自宋代的《太平惠民和剂局方》，药物组成是：柴胡、当归、白芍、白术、茯苓、炙甘草、生姜、薄荷。

在该方中，被誉为"女科圣药"的当归是主药，当归性辛、甘、苦、温，可疏肝理气，补血柔肝，泻肝火，补气；柴胡帮助加强疏肝解郁的作用；白芍增强养血柔肝之功。单这3味药，就已经可以很好地解决心情烦恼导致的两胁胀痛、乳房胀痛、头痛目眩、口燥咽干等症状了，另外还可以调理月经。

肝病往往容易传到脾，肝火重的人往往食欲也不好，生气时吃不下饭，都是这个道理。所以，治疗郁闷烦恼还要兼顾到脾，在逍遥丸中用白术、茯苓和炙甘草来健脾益气，此三药是四君子中的三君子，能使脾胃功能转好。脾胃好了，能吃饭则气血足，其他的病也就都容易好了！

逍遥丸中还用到少量的薄荷，薄荷是入肝经的，可以帮助疏散肝热；生姜一举两得，其温热之性，可以帮助脾胃功能更好地恢复，其辛散之性，又能帮助疏肝解郁，真是用得妙极！

总的来说，逍遥丸针对的是郁闷、生气以及食欲不振引发的血虚症状，如两胁胀痛，头昏目眩，火气大的还会咽干口燥，脾胃功能削弱，疲倦乏力，月经不调，乳房胀痛等。

现代的慢性胃炎、慢性肝炎、盆腔炎、不孕症、神经官能症、更年期综合征等上述症状患者，都可以用逍遥丸来调理。

我曾经治好过一名女病人，她是个中年护士，干了半辈子还没当上护士长，心里非常烦躁，容易生气以至于夜晚失眠，刚开始服用镇静、安眠药时效果还不错，后来即使加大剂量也无济于事了。针对这种情况我建议她服用逍遥丸，半个月为一个疗程，一个月后不适症状就全好了，当然，这期间心理的疏导也是很重要的。

很多妇科的疾病，包括乳腺增生、乳腺癌、子宫肌瘤等，都跟情绪有密切关系。要想远离它们，做个快乐的女人，别忘了，有逍遥丸帮您忙！其实快乐的事情有很多，亲情、友情、爱情都是快乐的源泉。

心情差、全身不爽，用越鞠丸

越鞠丸和柴胡疏肝散都能疏肝解郁，它们和逍遥丸有什么区别呢？

其实，按照方剂学的归类划分，逍遥丸属于和解剂，是用于调和肝脾的。怎么理解呢？一个人常常郁闷或者爱生气，就会影响到肝气的生发，进而影响到脾的消化功能。心情不好，常常是没有什么食欲的，这就叫肝脾不和，这时候就吃逍遥丸来疏肝健脾。

肝气郁结是六郁的主要表现症状，六郁包括气、血、痰、火、湿、食之郁，表现为胸膈痞闷、脘腹胀痛、饮食不化、吞酸呕吐，治疗可主要用越鞠丸和柴胡疏肝散理气，调节"气"的运行。

越鞠丸中的香附气味芬芳，行气解郁，主治气郁；川芎活血行气，是为血中气药，可血瘀气郁同治；苍术健脾化湿，用治湿郁；栀子清三焦之火，专治火郁；神曲消食和胃，治食郁最为有效。以上五郁一解，痰郁则自消。

现代的胃肠神经官能症、胃肠功能紊乱、消化性溃疡、慢性胃炎、胆囊炎、胆石症、慢性肝炎、肋间神经痛、痛经、月经不调等有六郁症状而以气郁为主者，均可用越鞠丸来治疗。

生气后胸胁胀痛，用柴胡疏肝散

如果是单纯的胸胁疼痛、胸闷、爱叹气、心情抑郁或者容易发怒，因为肝郁影响到脾，引起脘部胀满、嗳气等，而没有痰湿和湿热等虚证的，就要用到柴胡疏肝散。

柴胡疏肝散与逍遥丸共有柴胡、白芍与炙甘草 3 味药。柴胡疏肝理气解郁；白芍与炙甘草养血柔肝，缓急止痛；其他 4 味药均是气药，川芎活血行气，香附、枳壳和陈皮均能行气止痛。

柴胡疏肝散现代常用于慢性肝炎、慢性胃炎、胆囊炎、肋间神经痛等属于肝郁气滞证者。

心烦、呕吐、大便不通，用木香顺气丸

如果说除了肝郁气滞之外，还有气郁不舒、胸膈胀闷、呕吐腹痛、大便不通畅等脾胃气滞的症状，就可用木香顺气丸治疗。

木香顺气丸在行气的基础上，加强了和胃化湿的药，如木香、砂仁、槟榔、厚朴、苍术等，功善顺气开郁，和胃化湿。

木香顺气丸与柴胡疏肝散均可用于气滞导致的胸闷腹胀。与柴胡疏肝散相比，木香顺气丸治疗范围更大，凡属肝胃气滞、胸胁脘腹疼痛的均可使用。家庭中最常用于慢性胃炎等病的治疗，疗效显著，深得老百姓的喜爱！

肖博士温馨提示

关于以上几种药的区别运用，简单地说，如果只是觉得心情不好，只有胸胁胀痛等肝气不舒的症状，就用柴胡疏肝散；

如果心情不好影响到食欲，甚至有气血不足的表现，就用逍遥丸；

如果因为心情不好导致腹痛、大便不通畅的就用木香顺气丸；

如果因为情绪导致全身不爽，那就吃越鞠丸吧！

需要注意的是，有上面这些症状的男性也可以对应服药。只要您有心情不爽的时候，都可以用上述几种药来调理。

要想不吃药，就一定要开心啊！

妇科炎症："下边"的痒和痛不必再忍

妇科病是女性的常见病，是很多女性朋友的烦恼，给她们的生活与工作带来了不少的困扰。妇科炎症除了会引起患者不舒服外，如果未能及时进行治疗，还会引起一些后遗症或并发症，影响下一代健康，甚至波及伴侣，影响家庭幸福。

各种妇科炎症，快用妇科千金片

女人的各种炎症，除了与本人的卫生习惯有关系，与配偶和伴侣的健康也有很大关系。但是如果已经有妇科炎症在身，也不必太担心，还有妇科千金片呢！它是一种专治各种妇科炎症的良药！

妇科千金片由千斤拔、单面针、金樱根、穿心莲、功劳木、党参、鸡血藤、当归等中药组成。这组药功效主要分为两种，一种是清热祛湿解毒的，有金樱根、千斤拔、穿心莲、功劳木、单面针。另外一种是补气活血的，其中党参补中益气，还能健脾祛湿；鸡血藤与当归补血活血，还能舒筋通络；千斤拔也兼有补气的作用。

妇科千金片能清热除湿、补气活血，去瘀毒，清湿热，用于湿热瘀阻所致的带下病，以及有小腹胀痛，带下量多、色黄质稠、臭秽，腰骶酸痛，神疲乏力等症状的慢性盆腔炎、子宫内膜炎或慢性宫颈炎的患者。

有一种情况，即带下清稀、无臭者，不宜选用妇科千金片，因为这纯属虚寒型，可以根据症状选用右归丸或参苓白术散等中成药。带下伴阴痒或有赤带者应去医院就诊，以排除其他疾病的可能。

另外如果您正处在感冒期间就不要服用了，否则可能会加重感冒症状，经期一般也不提倡使用。

阴痒难耐有洗药

阴部瘙痒也是让女性尴尬和难以启齿的毛病，这种瘙痒主要是因为体内湿热造成的，所以，只要用些清热的药来洗洗就好了。我给您推荐以下两种常见的方法：

方法一：在局部常规清洗阴部后，用桂林西瓜霜喷剂或双料喉风散喷至阴道内及外阴瘙痒处。每天 1 次，坚持 7 ～ 10 天。

方法二：清洗阴部后，取京万红软膏涂搽瘙痒处，每天 3 次，连续 20 天左右。

阴道无炎，幸福自来

阴道炎也是困扰很多女性的炎症之一，最常见的是滴虫性阴道炎，常在月经后期发作。内服药的话，可服用妇科千金片或者花红片，也可用外洗的方法。

方法一：将15毫升复方黄松洗液加入温水中，坐浴，每天2次，坚持1周左右，能清热止痒。

方法二：将10毫升洁尔阴洗液加入100毫升温水中，调成药液，用消毒棉球蘸着药液擦洗外阴部，每天1次，7天为一个疗程，坚持2个疗程。

肖博士温馨提示

以上各种方子都非常好，但需记住："中病即止"，病情好个八九分，便要停药，转为饮食调养。因为妇科病的病位在下焦，所以切勿食用豆浆、牛奶、骨头汤等，应该多吃大米、面食等主食，提气上行，这样才能防止疾病复发。

尿路感染，用尿感宁颗粒

尿路感染是西医的叫法，在中医属于淋证。

一般来说，淋证有热淋、石淋、气淋、血淋、膏淋和劳淋六种。

石淋：泌尿系统结石导致，包括尿中夹有砂石、排尿不畅或者突然中断，有时候突然腹痛难忍。

气淋：或者胸胁胀痛，或者大便不爽，或者一副少气懒言的样子。

血淋：小便涩痛，尿色深红。

膏淋：小便白浊，如放置可见絮状沉淀，或夹有凝块，或混杂有血液。

劳淋：小便淋沥不止，劳累过度后即可发作，伴有腰膝酸软、神疲乏力等症状，常见于慢性肾炎等症。

热淋：小便淋沥、涩痛、频急，尿黄赤或者稍见混浊，伴有小腹拘挛疼痛、口干口苦等症。

排除了淋病的可能，又有上述六种淋证中的一种，就属于尿路感染。

现代的性传播疾病——淋病，也有尿频、尿急、尿痛等症状，但淋病通常还有尿道口或生殖道的黄绿色脓性分泌物，这是二者不同的地方。

尿路感染在夏天发作得比较多，因为夏天气候炎热，人也容易出汗，阴部湿热，很容易滋生细菌。女性尿道很短，又与生殖道相邻，更容易患尿路感染。

简而言之，临床上，凡是有尿频、尿急、尿痛、尿不尽感的患者，都可以服用尿感宁颗粒(冲剂)，开水冲服，一次 15 克，一日 3～4 次。

尿感宁颗粒（冲剂）属于现代研制方，由海金沙藤、连钱草、凤尾草、葎草、紫花地丁组成。五种草本植物都具有清热解毒、利尿通淋的强大作用，对于包括尿道炎、膀胱炎、慢性肾盂肾炎、前列腺炎、盆腔炎等各种疾病引起的急、慢性尿路感染，都有很明显的效果，而且五种植物都是无毒副作用的，所以安全可靠。

肖博士温馨提示

老年男性出现以上症状时，可能是前列腺肥大增生所导致，必要时须行手术治疗；另外，诸如淋病等性传播疾病导致的尿路感染，用尿感宁颗粒（冲剂）虽有一定的效果，但是根治还需要更强的药效，这是需要注意的问题。

一般的尿频、尿急、尿痛、尿不尽，一用尿感宁颗粒(冲剂)就好！

上面种种疾病，药物治疗固然重要，但千万不要忘了注意饮食：烧烤、油炸、薯片类的食品千万不能吃，请切记！

虚寒痛经：不是挺过去就得了的事

痛经是年轻女性的一大通病，每次"大姨妈"来时都清清爽爽的恐怕没有几个。虽然每个人的症状不完全相同，但是，基本上痛经都分为虚寒痛经和实证的痛经。

虚寒痛经用艾附暖宫丸

我有个病人是某著名化妆品的高级顾问，形象气质不在话下，但卸妆后我发现她脸色偏白，还有很多小颗的痘痘，她说自己每次来月经时都比较痛，有时候甚至痛得满头大汗，在床上打滚，还伴随着呕吐。

她还告诉我，她每次月经周期都要往后推迟，有时一周，有时半个月，而且经量少，色淡，偶尔还有血块。我查看她的舌头，发现她舌淡偏暗，舌苔白厚，脉沉细，一派虚寒夹瘀之象。跟大多数女孩子一样，她冬天非常怕冷，夏天非常爱吃冷饮，痛经的时候用手捂着肚子，或者小腹靠近温暖的东西会舒服一点。

综合她的这些表现，我断定她身体里虚寒太大，痛经是自然的事情。于是我给她开了两盒艾附暖宫丸，叫她按说明书服用。

"暖宫"就是温暖女性的子宫，子宫暖起来了，痛经的症状也就减轻了，可以说艾附暖宫丸是女性的保护神。

她一周后再来复诊时，药还没全部吃完。当时是冬天，她告诉我觉得小腹温暖了很多，连带手脚都没那么冰凉了，人也精神一些了。吃了20天后，她不光不再痛经，连原来暗红色的痘痘也基本消退了。

艾附暖宫丸的组成及药效

艾附暖宫丸由艾叶（炭）、香附（醋制）、吴茱萸（制）、肉桂、当归、川芎、白芍（酒炒）、地黄、黄芪（蜜炙）、续断等中药组成。方中艾叶、香附暖宫温经散寒为主药；吴茱萸、肉桂温经散寒通脉为辅药；当归、川芎、白芍、地黄加在一起为四物汤，是补血活血的基础方，有养血调经之效；黄芪为补气药之首；续断补肝肾、强筋骨，对于肾虚腰痛效果显著。

虚寒痛经的外敷疗法

中国女性大多都是虚寒体质，我在临床中所见的痛经也大都是虚寒型的。对这种类型的痛经，您还可以用两片伤湿止痛膏，前面脐下正中和后面臀沟上面正中各贴一片，并用暖水袋熨烫，很快可以止住疼痛。

有上述寒性痛经的朋友，千万不要不拿它当回事儿，每个月挺过去就得了。子宫是孕育胎儿的温床，人体阳气不足，里面温度不够，就像菜园里温度不够种不出菜一样，长期的虚寒痛经可能会影响婚后的受孕。

另外，我还想提醒女性朋友，不管什么季节，都尽量不要吃生冷的东西。还可以买一盒艾条，有空的时候点燃熏熏肚脐下小腹正中间一线（包括肚脐），因为那里正是任脉，"任主胞宫"，所有子宫的病症都跟任脉有关系，而关元、气海等保健要穴均位于此线之上，用艾条来热熏有补虚助阳之功效。

实证痛经怎么办

如果经期小腹胀痛，痛得不能按，或伴有胸胁乳房胀痛者，而且平时性格急躁，容易生气，这种痛经属于实证的痛经，可以用女金丸或调经丸来调理。

实证痛经还有外治之法，取女金丸或调经丸适量，碾碎加白醋调匀，或加三七粉或云南白药 3 ～ 5 克，外敷肚脐处，外用医用胶布固定。

都说人活一口阳气，女同胞们请谨记，你们的子宫也是需要阳气的！

痛经伴有头痛、鼻炎怎么办

对于多数体内有寒的女性，有的来月经时小腹痛，喜欢用手按，经血量少，颜色比较暗，偶尔有血块，同时伴有头痛或慢性鼻炎。

对于这样的朋友，我建议您服用正天丸，补血活血，散寒止痛。我用此药不仅治好了痛经患者，很多人的头痛、慢性鼻炎也都消失得无影无踪了。

哺乳困难：奶水太少太多，各有招数应对

现在的女孩子平时饭量那么小，到了产后孩子哪有足够的奶吃啊！很多人婚前是窈窕淑女，生完小孩后体形还是偏瘦的，脸色也不红润。

我有一个病人，产后 2 周了，奶水还是很少，开始还有点浓稠的，后来就基本没了，都靠进口奶粉来喂养小孩。她平时很少吃主食，有时候甚至不吃，爱吃零食和水果，怀孕的时候也是这样。

我告诉她主食一定要吃够，一餐至少要吃一大碗饭，或者不爱吃米饭，改吃馒头、包子或玉米之类也可以。乳汁乃由血化生，靠气来推动。脾胃是后天之本，靠吸收水谷精华来化生气血。现在脸色苍白，气血不足，供给自己身体都不够，哪还能化为乳汁喂养孩子呢？像老一辈的人，一餐都可以吃几大碗粗粮，还要劳动，生好几个孩子都很少有缺奶的情况。要知道，五谷杂粮对身体是最补的！

她还告诉我，她胸部经常有点胀，有时是胸部前面，有时是侧面，但是可以肯定不是乳汁堵在里面的那种胀痛。她说话的时候声

音挺大的，看来主要是气瘀滞了而不是气不足。

从中医角度来讲，女子以肝为先天，肝主藏血，疏泄情绪，血与情绪对女人来说至关重要，却又很容易受到影响。女人情绪一变化，很可能会导致月经不调，这就是个很好的解释。

我叫她一方面少吃零食和生冷水果，多吃主食；另一方面务必保持愉快的心情。

没有奶水，用下乳涌泉散吧

要想奶水足，当然药不可少，我给她开的是下乳涌泉散。

顾名思义，此药意为"下乳如涌泉"。它由当归、川芎、白芍、地黄、天花粉、柴胡、青皮、漏芦、桔梗、麦芽、白芷、通草、穿山甲、王不留行、甘草组成。前4味为四物汤，是补血活血的基础方，血足才会乳汁足；天花粉养阴生津助乳汁化生；柴胡、青皮疏肝理气，让人开心；麦芽消食，让人胃口好多吃饭；漏芦、通草、穿山甲等都是通乳的中药；白芷既通鼻窍也通乳络；王不留行通血脉、经脉、乳络；桔梗引药上行至乳房，甘草调和诸药。

另外，我还叮嘱了她丈夫几句："第一，你回去每天用两三个猪蹄煲汤给你爱人喝，自己没空的话就叫你妈妈帮忙煲汤；第二，不管多忙，回去要多抱孩子，还要讲些新鲜事和笑话给你爱人听。总之，女人，你一定要让她高兴！"

奶水太多怎么办

末了，顺便提一句，形体肥胖、气血充足的女性，往往自然乳如泉涌，吃不完的奶要及时挤出来，以免引起乳腺炎症。等到小孩断奶时，可每日用生麦芽和炒麦芽各 60 克煎水服用，可以使乳汁回收，重新化为人体气血。

下乳涌泉散里少量的麦芽有助消食而化气血为乳汁，大量麦芽则可回乳而重新化为气血，中药真是太奇妙了！

产后恶露：让产后清清爽爽、不痛不扰

某日，一亲戚求助，说自己产后一个半月了，还没干净，仍然淅淅沥沥地流血。去医院检查过了，做了 B 超，说是子宫复旧不全。她告诉我，流出来的是暗红色的血块，量不多，每天用一块卫生巾就行了，没有臭味，自己精神也挺好，只是肚子有点痛。

上述症状即产后恶露不绝，或者叫恶露不尽。恶露，是指产后子宫内排出的余血浊液。一般来说恶露开始是暗红色的，后来慢慢变得淡红，三个星期内应该干净，再推延，也应该在满月之时停止。可是她一个半月还没干净，肯定是有些问题了。

我看她的舌头，舌质紫暗，舌苔薄白，加上把出来的是弦涩脉，可判断是血瘀之证。

产后瘀血不去，就生不了新血了，瘀血困扰胞宫，血不归经，则日久淋漓不尽。此时当祛瘀血，使新血得生。这就可以用生化丸来生新而化瘀了。

血瘀型恶露用生化丸

生化丸出自生化汤，为明末清初著名医学家傅青主所创，是一个活血化瘀的经典方剂。它由当归、川芎、桃仁、炮姜、炙甘草5味药组成。当归补血活血，川芎活血行气止痛，桃仁的活血之力更强，此3味是桃红四物汤里的成分；炮姜温中散寒；炙甘草补虚并调和诸药。

生化丸用于产后受寒导致的恶露不绝或者恶露不畅、夹有血块、小腹冷痛等症状。现代研究也证实生化丸具有收缩子宫平滑肌、促进造血等功能。

生化丸在血脉中生新化瘀，就像暖暖的春风融化积雪，吹生出一幅幅美丽的春景！

血瘀型恶露的其他疗法

血瘀型的产后恶露不绝，也可以用益母草膏治疗。益母草因对女性大有裨益而得名，可活血调经，利尿消肿，可用于治疗恶露不绝、月经不调等诸多妇科病症。用益母草一味药熬制成的益母草膏也是治疗上述妇科病症的良药。

对这种类型的恶露不尽，还可以用外治法。具体方法是用三七粉或云南白药适量，由白醋调匀外敷肚脐，胶布固定，有辅助治疗作用。

气虚型恶露不绝用补中益气丸

同是产后恶露不绝，在中医看来可能有很多种证型。常见的除了血瘀型，还有气虚型和血热型。气虚型的表现为恶露量多、稀薄、颜色淡红，小腹有空坠感，神情疲惫，少气懒言等，可用补中益气丸内服治疗，或将几颗补中益气丸碾碎用白醋调匀，外敷肚脐，作为辅助治疗。

血热型恶露不绝用宫血宁

血热型恶露不绝表现为血量多、质黏稠、有臭味，同时伴有口燥咽干、舌红脉数等症，可用宫血宁胶囊或者花红片治疗。

气血不畅：斩断可能引发的连锁症状

女性是由气血来养的，气血畅通，女性就会面色红润，有光泽，月经正常。但是，如果气血不畅的话，时间长了就会形成瘀滞。

您可以自己观察自己，是否有面色比较暗，嘴唇颜色也偏暗，舌质发暗、有瘀斑，月经颜色暗红、有血块，乳房胀痛，甚至可以摸到肿块等情况。如果出现上述的症状，那么就要注意使用一些药物来帮助气血的运行，排出瘀滞。

气血不畅、瘀滞、有肿块，用桂枝茯苓丸

有上述的症状说明您这段时间气血运行不畅，如果再加上经常心情不好，郁闷，那就有可能导致体内的气血瘀滞，从而产生痤疮、黄褐斑等皮肤病，以及乳腺增生、痛经、绝经期综合征、附件炎等妇科病，甚至形成子宫肌瘤和卵巢囊肿等。

有上述症状的女性，我建议您服用桂枝茯苓丸来使气血重新恢复顺畅。

桂枝茯苓丸是千古名方，出自张仲景的《金匮要略》，药味组成很简单，除方名中的桂枝、茯苓两味，还有牡丹皮、桃仁和芍药。桂枝辛温，可散结、行气、活血化瘀、通畅血脉。症瘕形成之初，必有寒气，桂枝可以化气而驱寒；桃仁活血，加强化瘀消症瘕的作

用；芍药分白芍和赤芍，赤芍入血分，此处以赤芍为佳，赤芍与牡丹皮不仅可活血化瘀，还可凉血以清退久瘀所致的化热，芍药还能够缓急止痛；茯苓既可补脾益胃、辅助正气，又能化湿祛痰，帮助消除症瘕。

气血不畅、乳房胀痛的内服外治法

女性由于心思细腻，常常会因为大大小小的事情而心情烦躁、郁闷，总觉得心里有些不痛快。这会直接影响到肝气，肝气不畅也会导致气血瘀滞，最明显的表现就是乳房胀痛，甚至出现增生。

所以说，女性朋友平时要保持心情开朗，如果出现了上面所说的一些气血不畅的症状，再加上胸部胀痛，症状较轻的可以吃逍遥丸，重的如果已经形成了包块的就可以用桂枝茯苓丸。同时，您还可以用外敷的方法。

具体方法是：

方法一：将 3 ～ 5 粒香附丸研成末，与消炎镇痛膏一起调匀，敷在乳房胀痛或者增生的位置，包扎固定好。建议 2 天换 1 次药，坚持 2 ～ 4 周。

方法二：将金黄散研成末，用凡士林调匀，同样敷在乳房胀痛或增生处。2 天换 1 次药，坚持 2 ～ 4 周。

气虚血虚：找到根源，气血双补

生活中，我们常听到说，这个人比较虚。其实"虚"有很多种，有阴虚、阳虚、阴阳两虚、气虚、血虚、气血两虚，甚至还有气血阴阳俱虚！

在这里，我主要给您说说常见的气虚、血虚和气血两虚。

我们老百姓常说："看你这有气无力的样子！""有气无力"基本上就是中医所讲的气虚。具体表现为吃饭少，大便溏薄，无臭味，觉得气不足，懒得说话，四肢乏力，有时候还会有低热、自汗或头痛。

单纯的气虚证可以用四君子、六君子或者补中益气丸来治疗。四君子汤由党参、茯苓、白术、甘草4味药组成，是补气健脾的第一方。

血虚的一般表现

人的正常脸色应该是白里透红，嘴唇应该是红润的，健康的指甲也该是肉红色，正常的舌质应该是淡红色的，透过一层浅浅的白苔可以看到淡红的舌底。所有的这些"红"正是血足的表现。

血虚的人一般脸色比较苍白，嘴唇和指甲也没有什么血色，翻开下眼睑一看，颜色也很淡。一般情况下，医生通过上述症状很快就能判断出是血虚了。

　　血虚还有其他的一些表现。比如说，经常感到头晕，猛一蹲起时都会有一阵"黑眼晕"，但是马上可以缓解；血糖过低，偶尔运动一次也可能会晕倒；经常失眠，舌质很淡，脉象细弱，女孩子可能一直都有比较厉害的痛经。

　　谈到这里，您可能会问：人为什么会血虚呢？中医认为"脾胃为气血生化之源"，就是说气血都来自我们吃的东西，食物经过脾胃的消化吸收，就转变为气血了。就是说如果脾胃本身气虚，功能低下，不能很好地消化和吸收食物，就会导致血虚。

血虚为什么导致痛经、头晕

　　那么血虚为什么还可导致痛经、头晕甚至晕倒呢？中医认为痛分两种，一是"不通则痛"，像有血瘀可以引起痛经；二是"不荣则痛"，就是说血虚不能充分濡养子宫而痛，还可以牵涉整个小腹疼痛。

　　女子每月来一次月经就要失掉一部分的血，肝主藏血，"女子以肝血为先天"，养血对于女子非常重要！此外，血虚还可能导致月经延后、月经过少，甚至闭经等月经病。至于头晕或者头痛，也同样是因为血不足，不能濡养头部。

血虚用四物汤来调

单纯的血虚证，可以用四物汤（合剂）来治疗。四物汤由熟地黄、当归、川芎、白芍组成，是古往今来补血第一方！

四物汤中的熟地黄，用量最大，是一味补阴的药。为什么在这里用补阴而不是补血的药做君药呢？因为血是液体状的物质，也是属阴的，阴份充足血液才能充足，因为血液直接来源于阴水。"为有源头活水来"，切断来源，就没了后续，所以来源至关重要！

当归被中医称为"妇科圣药"，凡是妇科的病症，基本上都可以用到当归，这也证实了"女子以肝血为先天"的说法。当归不光可以补血，还可以行血，先补足了，再推动运行。就像对于一支激战后丢盔弃甲、士气低落的部队，我们不仅要补充弹药和粮草，还要通过演讲动员等方式重新激起所有官兵同仇敌忾的士气，这样的部队，其战斗力非同小可。而当归这一味中药，就等同于一支小分队。

川芎主要是起到行血的作用，它能行全身各处之血，特别是头顶、冲脉（小腹、胞宫等处）和四肢。所以用来治疗血虚导致的头晕、头痛、痛经等疾病真是最好不过了！

此外，白芍是养肝血的药，"肝藏血""肝主疏泄"，意思是说全身各处的血液都是由肝来分配的，所以肝本身要先养好了。

由以上这4味药组成的四物汤，补阴补血，配伍精炼而照顾周全，不愧为古今补血第一方啊，有血虚之证的朋友，千万不要忘了它。

气血两虚用八珍汤

前面说到"脾胃为气血生化之源"，脾胃功能不好往往导致气虚，气虚又往往夹杂血虚，症状就是既"有气无力"，又有脸色、嘴唇和指甲苍白，这时候四君子和四物汤就要联合起来，组成一个气血双补的方剂——八珍汤，也就是说由党参、茯苓、白术、甘草、熟地黄、当归、川芎、白芍这 8 味药配合滋养。八珍汤可是气血双补的最佳代表。

有人指出：人体之病无非气血，这是有一定道理的。我们形容一个人健康时常说"气色不错"！气色，其实就是气血。想想看，脸色红润，做什么事情都觉得有力气、有精神。

中医治病，也很注重从气血入手。让气血充足并运行通畅，人体就不会有什么疾病。特别是对于一些老百姓所谓的虚证，用上八珍汤效果绝对是满意的。而且，正是因为八珍汤是调理脏腑气血的，所以能够从根本上治好疾病。

寒证的气血两虚用十全大补丸

如果您不光有少气懒言、脸色和指甲苍白等症状，同时还非常怕冷，那就是气血两虚并且偏于寒证了。这时候，用十全大补丸效果是最理想的！

十全大补丸是在八珍丸的基础上加上黄芪和肉桂两味药而制成的。

　　黄芪是补气药里的长老，而肉桂是同附子一类的补阳药，还有温经散寒的作用。此药在八珍丸所治气血两虚的基础上，加强补气温阳的作用。八珍汤是补气血的，但是里面的熟地黄、白芍等均有补阴的作用，现在加上肉桂的温阳，那么就是气血阴阳都可以补了，照顾得相当周全，所以叫作十全大补丸。

　　有一点需注意，不怕冷的人不要吃十全大补丸，否则会容易上火。

男性篇

气血双亏：乌鸡白凤丸不是女人的专利

对于乌鸡白凤丸，大家一般都认为是妇科用的，其实这是一种极大的偏见。

中药一般是不分男女的，我可以在这里负责任地告诉大家，像乌鸡白凤丸这些药男人一样可以吃！正如知柏地黄丸可以治疗慢性前列腺炎，乌鸡白凤丸同样可以治疗男性的气血亏虚之证。只要您有脸色苍白、腰膝酸软、全身乏力等症状，就请用乌鸡白凤丸。

乌鸡白凤丸，男人也可吃

我曾经在一项针对月经不调及痛经的 18 种常用药的调查中得知，现代女性使用最多的就是乌鸡白凤丸。

乌鸡白凤丸一般由包括乌鸡在内的 20 味左右的中药组成。其中黄芪、人参用来补气；鹿角补肝肾；桑螵蛸用来收补肾阳；当归、川芎、白芍、熟地黄，即四物汤，用于养血补血；生地黄清热凉血；

丹参活血凉血，清心安神；牡蛎散结；银柴胡、青蒿是清虚热之妙药；天冬滋阴；山药、芡实具有补脾祛湿、固肾止带作用；制香附则是理气药，可以帮助人体更好地吸收前面的各味补药。

乌鸡白凤丸从来都是调治妇科百病的灵丹妙药，主治妇女气血两亏引起的月经不调、月经量少、色淡、经行腹痛、崩漏带下、小腹冷痛、体虚乏力、头晕目眩、脸色苍白、乏力怕冷、腰膝酸软、产后虚弱、阴虚盗汗或阴虚发热等症。

除了乌鸡白凤丸，像驴胶补血冲剂、六味地黄丸、逍遥丸等也不是女人的专用品。

事实上，中医博士罗大伦还用乌鸡白凤丸治疗男性常见的痛风。痛风属于代谢性疾病，现在人过度劳累，往往气血亏虚，湿气黏滞，就容易导致痛风。这类痛风，往往关节没有红肿发热，只有钻心的疼痛。这时就可以吃几盒乌鸡白凤丸，把身体气血补足，代谢就增强了，痛风可以很大程度上缓解。

必须提醒的是，关节红肿发热的痛风，是不能用乌鸡白凤丸的。如果用了，就患了虚虚实实的毛病了。

非气血亏虚者，则不适宜用乌鸡白凤丸，具体有以下几种情况：

- 肥胖者。中医认为肥人多痰，肥胖者多是痰湿体质，不可再补以助长邪气，事实上，气血亏虚者多属于干瘦型。

- 白带过多者。滴虫性阴道炎是引发白带过多最常见的原因之一，此外还有霉菌性阴道炎、细菌性阴道炎等都能引起白带过多。选择合适的抗菌药物并进行局部冲洗是白带过多的首选治疗方案，盲目地吃乌鸡白凤丸可能只会导致上火，出现牙龈出血、口腔溃疡等。

- 白带色黄者。白带色黄，味腥，多属湿热之证，一些慢性盆腔炎的患者，可能会出现黄带。有的女性听说乌鸡白凤丸可治慢性盆腔炎，就盲目服用，只会适得其反。

男性不育：一味地补肾不可取

不孕不育使很多夫妻的幸福生活受到影响，而据资料统计，已婚夫妇不能生育的概率为10％。不孕不育的原因很多，其中有1/5 ～ 1/4 是纯粹由男方的原因导致的。

清代的医学奇书《石室秘录》就已经提到导致不育的六个原因：

精寒、精少、气衰、痰多、火盛、气郁。其中前三个是虚证，后面三个是实证。

简单理解，虚就是不足，实就是有余。只有虚证才需要补，而虚证不单指肾虚。所以，男性不育，不可一味地补肾！

以精寒、精少、气衰等为主的虚证不育症，我向大家推荐五子衍宗丸！

哪些情况用五子衍宗丸最好

1. 平时怕冷，腰酸腿疼，容易疲劳，小便清长，性欲减退，阳痿早泄，精子数目少，成活率低，活动力差，属于肾阳虚型。这时候，无须问医生，您可以自己买五子衍宗丸加金匮肾气丸（补阳药）按说明书服用。

2. 不怕冷，甚至总觉得有点热，即使是在冬天都感觉手脚心容易出汗。另外还经常感觉腰膝酸软，甚至头晕耳鸣，检查精子提示精液量少、精子数少、活动力差或者精液液化时间长，畸形精子多，属于肾阴虚型。这时候您可以用五子衍宗丸加左归丸（补阴药）或六味地黄丸按说明书服用。

3. 平时不爱说话，比较容易烦躁，甚至常常叹气，两胁胀痛，胃里泛酸，性欲低下，阳痿，甚至性生活时不能射精，精子稀少，活动力弱，属于肝气郁结型。用五子衍宗丸加柴胡疏肝散或者逍遥丸（疏肝理气药）按说明书服用。

4. 尚有气血两虚证型的，除了前面两种证型表现的症状外，还有神疲乏力、少气懒言、脸色苍白，此时用五子衍宗丸加十全大补丸（气血阴阳俱补），那就真可谓无微不至了。

5. 有湿热下注症状，表现为早泄，性欲亢进，烦躁，口苦而黏腻，小便黄，可用龙胆泻肝丸或者草薢分清饮先祛除湿热，以后再用五子衍宗丸调理。

五子衍宗丸，送子传宗忙

所谓五子，是指枸杞子、菟丝子、覆盆子、五味子和车前子。

枸杞子四季皆可用，古代的长寿名医葛洪、陶弘景和孙思邈等都爱吃枸杞子泡的药酒。还有一个传说，说是一位赤脚大仙传给一位白发老翁一张妙方，老人服用以后，白发转黑，行走如飞，牙齿重新长出来，寿命超过 100 岁还能进行性生活。原来这个方子是：春天吃枸杞苗，夏天吃枸杞花，秋天吃枸杞子，冬天吃枸杞根。枸杞花很少见到，枸杞苗或嫩枝在很多超市都有卖，枸杞根就是地骨皮，是用来治疗虚热的一味妙药。

枸杞子首见于《神农本草经》，被列为上品。从古至今都是人们所喜爱的药食两用的佳品，且有滋补肝肾、益髓填精、明目、延缓衰老的功效。枸杞子不仅可以滋阴，还可以助阳益气，以提高性生活的质量。

另外，糖尿病患者，把枸杞子洗净晒干，不拘时间，想吃就吃，对降血糖很有好处！

菟丝子阴阳双补。菟丝子既能补肾阳，又能益肾阴，可谓阴阳双补。菟丝子的茎蔓有很强的吸收养分的功能，被它缠绕寄生的植物，很快就会枯萎，甚至连根都萎缩了。这样强的植物，用在人身上，也可以加强人的生殖功能。

覆盆子、五味子补肾固精。覆盆子和五味子有补肾固精的作用。固精，不是指忍精不射，而是指通过中药的作用，平时使人体之精（包括汗液、唾液和精液等）不轻易外泄，从而最大限度地保存以作需要时之用。进行性生活的时候，还可以延长射精时间，适用于汗多、遗精、早泄等症。

车前子利尿通淋。车前子是车前草的果实，纯粹是一味利尿通淋药。在乡下，夏秋季节天气炎热，尿道很容易感染而出现小便黄短、涩痛的感觉，这时候去路边采几株车前草（带车前子的更好）煎水喝下，小便增多变清，排出也更顺畅。

为什么用于不育的药里需要车前子这样一味药呢？首先，这是由不育的病因所决定的，前面说过了，不育不仅是肾虚的问题，而且有时是夹有湿热的。湿热下注精室，会导致小腹胀满不适，小便短赤，精子数量少或者死精比较多。这是因为睾丸处过度湿热，不适合精子生长所致。用车前子还有一个原因，因为前面四个药都是补的，需要一个清的药，在消除实邪的前提下，来帮助消化吸收。

知道五子衍宗丸的组成和各自功效了，我们也就清楚应该怎样具体应用它了。

　　有一点需注意，纯粹的湿热下注引起的阳痿以及具有上述症状的不育症，一般是不主张用五子衍宗丸的，因为它毕竟是以补为主。

阳痿之症：小小一丸，补心又治"不行"

　　有一个40多岁的男性商人，看起来高高大大的，风流倜傥。他是因为反复失眠、口舌生疮来就诊的。他说自己服了很多去火的药都没用，工作压力大，每天都忙于经营算计，疲惫不堪，晚上回家后还不能入睡，有时候甚至心悸、健忘。

　　我一摸他的手心，发现他手心都是汗，他自己还说袜子底下也很容易湿，这就是五心烦热；把脉后发现脉细，且跳得很快，一派阴虚生内热之象。

　　当我试着问他的性生活情况时，他则向我大倒苦水，说自从睡眠不好、心情烦躁后，现在性生活也不行了，尽管自己有很强的意愿，还是不能够勃起。吃过很多壮阳的药，什么鞭呀，药酒呀，等等。结果反而弄得上火、口腔溃疡，没起到实质性的作用，心里更烦了。

阳气有余、阴血不足型阳痿的外治法

上面这个人的情况，属于典型的阳气有余，阴血不足。

我先用吴茱萸打粉做成的丸子贴到他涌泉穴的位置，又给了他2粒，嘱咐每晚贴1粒，先引火下行。3天后他再来时，口腔溃疡已经基本消了。这时候，我叫他服用天王补心丹大蜜丸，每次1丸，每日2次，并停服其他药物。

1个月后，他又来了，这次不是来看病，而是特地驱车来感谢我的，他说不仅失眠和口腔溃疡都治好了，连难言之隐的阳痿也一并消失了，他心里特别开心！其实他哪里知道，很多看似不相关的疾病，在中医看来都是同样的根源。

我笑着说："天王补心丹，既能补心，又治'不行'，让你重做天王！"

气虚血瘀导致的阳痿怎么治

通常都认为阳痿是因为肾虚造成的，但也有气虚血瘀导致的。这样的人往往表现为面色晦暗、少气懒言、会阴部胀痛。男人的阴茎是个海绵体，在刺激充血状态下才能勃起。如果人有气无力，筋脉不通，性生活的满意度肯定好不到哪儿去！

对这样的情况，我一般用补阳还五汤治疗，治好过多例阳痿，患者对此都惊诧不已。其实很多人都知道的伟哥只是让阴茎暂时充血，如果不吃下次就更不行了！中医才能治标又治本，虽然疗效慢一点，但是可以让它更硬、更持久。

其他类型阳痿的治疗方法

有的人性生活中途被人打断，惊恐之下而成阳痿，同时还伴有胆怯心惊、失眠多梦的症状，此为恐惧伤肾，应该用大补阴丸以滋阴降火。

如果是以下肢困重、小便黄短、大便稀薄、口苦黏腻、舌苔黄腻等为主要表现的湿热下注型阳痿，就应当用知柏地黄丸或三金片治疗了。

前列腺炎：结束慢性炎症到增生的痛苦之路

男人在青壮年的时候，前列腺很容易长期处于充血亢奋状态，久而久之就会导致慢性前列腺炎；等年纪大了很多人都会有前列腺增生，一般是指良性的前列腺增生，也叫前列腺肥大。到了晚期，尿都排不出来，实在是痛苦不已。

前列腺扼守着尿道上口，尿道从中间通过，就如同河流经过峡谷一样。前列腺一旦激动，就会充血肿胀，就像地震将峡谷两岸挤向中间，河流就会变小，这就是为什么男人"晨竖（早晨勃起）"时，小便会变细的原因。

男人因为长期憋尿，缺乏性伙伴或适度自慰，精液不得发泄而憋屈在里面，或者纵欲过度，使得前列腺长期反复充血，得不到休息和调整，就会导致慢性前列腺炎，这种类型叫作慢性无菌性前列腺炎。

另外还有一种是因为不注意外阴卫生，细菌入侵导致慢性发炎，而发展成慢性细菌性前列腺炎。

慢性前列腺炎和前列腺增生的表现症状

慢性前列腺炎的症状表现和病情轻重千差万别，比较普遍的症状有尿频、尿急、尿痛、尿血、尿道口可有黏性分泌物，会阴、肛门处有坠胀不适感，还可引起性欲减退、阳痿、早泄、精液质量差等症，这是男性性功能障碍和不育的重要原因。此外，还可能伴有神经衰弱、失眠、健忘等症。所以，当男子出现上面附属症状时，可能是因为慢性前列腺炎所导致的，不可轻易胡乱吃药。

前列腺增生也有尿频、尿急甚至尿血等症状，但是一般无尿痛，而是夜尿多，排尿无力，尿线变细。比较严重的晚期患者，有时尿液无法排出，医学上叫作急性尿潴留，尿液把膀胱胀得很大，就是没法排出来，不得不去医院插管导尿。

慢性前列腺炎和前列腺增生，用泽桂癃爽

有慢性无菌性前列腺炎和前列腺增生的患者，我向你们推荐泽桂癃爽（片或胶囊）。

泽桂癃爽由泽兰、肉桂、皂角刺等中药制成。泽兰可活血化瘀，行水消肿；肉桂温阳利水通脉；皂角刺祛瘀散结。泽桂癃爽全药既可活血化瘀散结，又能温阳化气利水，能有效减轻前列腺充血状况，改善排尿情况和小腹胀满状况，对于不同年龄、不同病程、不同病情的前列腺病患者，均可起到良好的治疗作用。

老人家的前列腺增生怎么治

前列腺增生者多为老年人，多有虚证，除去上述证型和所用中成药之外，还有阳虚型，即伴有怕冷症状，并以夜尿多为主症者，可加用金匮肾气丸和缩泉丸治疗。

年轻人的慢性前列腺炎怎么治

年轻人也会患慢性前列腺炎，主要由湿热引起，伴有尿黄、尿道灼热疼痛等症状，可合用妇科千金片治疗。

以上症状伴有阴部明显刺痛，舌质紫暗，或有瘀斑者，为气滞血瘀型，可服用云南白药胶囊加强活血化瘀之功。

纵欲过度或者手淫过度者，常常合并有腰膝酸软、头晕耳鸣，前列腺液检查见卵磷脂小体减少甚至消失，可合用知柏地黄丸以滋阴降火。

当然，前列腺增生严重者，应该去医院治疗，或者需要动手术，不是一般中成药可以治好的。

男人的前列腺，在一定程度上也是生命线，需要一辈子好好呵护，如果出现什么问题，就用泽桂癃爽来治疗吧。

08

孩子小病小痛，
父母会对症下药

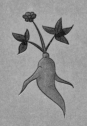

感冒：孩子感冒的类型不能单纯按季节来分

不养儿不知父母恩，每个人恐怕都只有自己做了父母，才能感受到父母的爱。婴幼儿正处于最初的发育期，抵抗力弱，有个感冒发烧的也是常有的事儿。孩子小，只知道哭闹，当爸当妈的没有经验，往往不知从何下手。

宝宝动不动就感冒了，千万不要随便给孩子吃药，先得分清孩子得的是风寒感冒，还是风热感冒。本来风寒感冒多发于秋冬等寒冷季节，风热感冒多发于春夏等温暖季节。但是，现在夏天有空调，冬天有暖气，何况宝宝乃纯阳之体，风寒可以入而化热，所以单纯按季节来分，并不准确。您得按下面的方法，仔细观察孩子。

如何分辨风寒感冒和风热感冒

风寒感冒和风热感冒，在小儿身上可能都会有停食停乳、发热、鼻塞、流涕、咳嗽有痰、惊风抽搐等症状，家长一般难以辨别。这里告诉大家几点秘诀：

1.看流的鼻涕是清是浊，清者为风寒感冒，浊者为风热感冒；

2.看是否有咽喉红肿，无者乃是风寒，有者即为风热；

3.看痰和舌苔，白者是风寒，黄者是风热；

4.可能有时候上述分辨寒热的症状都不是很明显，那么就看孩子想不想喝水。口渴喜喝热饮，或渴而不想喝水者，是风寒；喜饮冷者为风热。

就算是您去医院，一般的中医大概也就用这么几招来分辨，您记住了就可做孩子的中医师了。

风寒感冒用小儿至宝丸

经过观察，如果您确定孩子得的是风寒感冒，那您就可以给孩子服用小儿至宝丸。

小儿至宝丸是名牌老药，由紫苏叶、广藿香、羌活、山楂（炒）、六神曲（炒）、槟榔、川贝母、胆南星、陈皮、白芥子（炒）、僵蚕（炒）、牛黄、雄黄等25味中药制成。其中有紫苏叶、薄荷等疏散风寒，有山楂、六神曲、麦芽等消食导滞，有川贝、白芥子等止咳化寒痰，还有天麻、钩藤、琥珀、牛黄等息风定惊，针对小儿感冒是照顾得很周全了。

另外，还可选用小儿清感灵片，此药用于外感风寒引起的发热怕冷、无汗、头痛、咳嗽痰多等症状，效果也非常好。

◁─⊙ 肖博士温馨提示

　　有人也将小儿至宝丸用于小儿风热感冒特别是伴有惊风症状的（因为本药有很好的退热息风止痉的功效），但是因为其含有朱砂、雄黄等所谓"有毒"之药，不可长期服用。

　　事实上，所有药物最早都叫作毒药，都是以毒攻毒的，只要不长期服用，是不会有什么害处的，比如很多经典的治疗小儿风寒感冒的中成药都含有朱砂成分。

泡脚祛风寒

　　除了给孩子服用治风寒感冒的药以外，还可以同时用泡脚的方法。

　　方法一：跟前面说到的治疗成人风寒感冒的方法一样，只不过，成人是每次用20毫升小青龙合剂，孩子要适当减量，用10毫升就可以了。把小青龙合剂倒进适量热水里，每天早上起床后和晚上睡觉前给孩子泡脚各十余分钟（随时加热水，防止水变凉），对风寒感冒有缓解作用。

　　方法二：将1～2支藿香正气水倒在温水里，给孩子泡脚，早晚各一次，每次10～20分钟，坚持泡2天左右。

风热感冒用小儿感冒颗粒

如果是风热感冒，最常用的莫过于小儿感冒颗粒了。它也算是一种家喻户晓的中成药了，由广藿香、菊花、连翘、大青叶、板蓝根、地黄、地骨皮、白薇、薄荷、石膏制成。广藿香、薄荷芳香轻清，既可发散风热，还可祛除暑湿；菊花、连翘、大青叶、板蓝根，俱是清热解毒之品；地黄、地骨皮和白薇都是清热养阴的佳品；石膏退热效果属一流，为晚清一代名医张锡纯所钟情。

如果孩子得的是风热感冒，或者患有咽炎、扁桃体炎等，都可以用小儿感冒颗粒，同时它对预防和治疗小儿流感也有很好的疗效。

风热感冒的药物外敷法

如果不想给孩子吃药的话，也可以用下面这个中成药外敷的方法。取银翘解毒丸一粒碾碎，加适量白醋调成膏状，用麝香风湿膏剪成一寸见方的小片，敷贴到大杼、风门、肺俞、涌泉等穴位，一次取 2 穴（左右即 4 个穴位，因为人体穴位一般是左右对称的），每日 1 ～ 2 次。

- 以上所讲药品，都不适合新生儿使用，以 1 岁以上儿童为宜。
- 风疹、麻疹、水痘、猩红热等疾病出现上述类似症状时也不宜使用。
- 小儿发烧、咳嗽等症状可能是某些重大疾病的先兆，切不可等闲视之。一般来说，小儿脏腑稚嫩，如果用药对症，很快就会有效果，如果服用中成药一两日不见好转，需立即前往医院进行检查、治疗。

体虚

常常有人咨询我："医生，我的孩子身体很差，总是感冒，怎么办才好呢？"感冒恐怕算是孩子最常见的病了，但是，如果每次孩子感冒都赶紧跑到医院里打针输液的，孩子受罪，家长也跟着折腾。

体质比较弱的孩子会比别的孩子更容易感冒，而且，每次感冒都不容易好。其实，孩子体虚引起的感冒有两种类型，您分清楚了，就可以在平时用安全无副作用的中成药来给孩子做预防，省得真的感冒了，又全家乱成一锅粥。

孩子体虚易出汗怎么办

我在临床上遇到过很多类型的体虚感冒，其中很多孩子都是自汗和盗汗比较严重，也就是每次出完汗后都觉得身体挺虚的，像没有力气一般，吃饭也吃得不好。一般碰到这种情况，我都建议家长们平时用玉屏风散（颗粒）来预防，给孩子加一道健康的屏风。

玉屏风散（颗粒）是一种怎样的药呢？这得先从它的组成说起。

玉屏风散的成分是：黄芪、白术、防风。它的组方药物少而精妙，3味药呈鼎足之势。

黄芪既补脾气，又补肺气，是一味补气的大药，肺气充足，才能避免外邪入侵。

白术是"四君子"之一，健脾，补脾胃之气，补足脾胃之气就像士兵吃饱了才能去打仗保卫国家一样。所谓"正气存内，邪不可干"，只要人体正气充足，任何邪气都休想侵入！玉屏风散秉承了这个中医的千古名言，治疗体虚感冒的第一步，就是先把身体给补强壮了！就像打仗一样，从后方补给到前线士兵的身体素质训练，一环环都给夯实了。

防风，顾名思义，防止风寒侵害人体。防风是治疗风寒感冒的常用中药，有祛风止痛的功效，还能用于风湿筋骨疼痛。

上述3味药组成的玉屏风散，既补自身，又防外邪，像御风的屏障，而且因为3味药都是比较名贵的上品中药材，珍贵如玉，所以取名叫"玉屏风散"。

对于自汗、盗汗比较严重的孩子，我建议您把玉屏风颗粒和龙牡壮骨颗粒一起冲服，给孩子喝，很快就可以见效。

龙牡壮骨颗粒也是一种中成药，主要成分龙骨和牡蛎不仅可以收敛止汗，还有强筋壮骨的功效，此外尚有黄芪、五味子等补气收敛，以及白术、茯苓、鸡内金等健脾消食之药。

体虚易流鼻涕、打喷嚏怎么办

体虚容易感冒的另外一个表现就是小孩的过敏性鼻炎，打喷嚏、鼻痒、流涕和鼻塞是最常见的四大症状，还可能引起头晕、失眠、厌食等。小孩常常揉鼻子，需要引起注意。过敏性鼻炎如果不及时治疗，可能并发鼻窦炎、中耳炎、鼻子出血甚至哮喘，临床所见真是不胜枚举！

对于小儿过敏性鼻炎、支气管哮喘或者慢性咳嗽，我一般都推荐家长们给孩子服用玉屏风散，效果不错，您也可以尝试一下。

小儿鼻炎的天灸疗法

小儿的鼻炎也是非常顽固而恼人的疾病，很多家长都觉得束手无策。每年的三伏、三九天时，我都会遇到很多慢性鼻炎、哮喘或者慢性咳嗽的孩子来看病。

对付这种毛病，在使用上述中成药疗法的同时，还可以配合天灸这个很好的方法。

天灸的时间是固定的，就是在每年的三伏天和三九天。方法是把细辛、白芥子等调和成中药膏，针对不同的病，贴敷在不同的穴位上。此法主要用来治疗一些慢性虚寒型的疾病，其中对于呼吸系统、消化系统（如慢性胃炎），以及一些痛症效果最为明显。

在贴天灸时遇见慢性鼻炎或者哮喘、慢性咳嗽的患儿，我都推荐他们的父母给他们服用玉屏风散来进一步增强孩子的抵抗力，同时配合天灸，建议孩子适量运动，出汗后立刻换干爽的衣服，效果绝对是看得见的！

见到孩子容易感冒，体质比较差，或者还有自汗、盗汗、过敏性鼻炎等疾病，赶紧给孩子吃玉屏风散。

家里可以没有真正的玉屏风，但是玉屏风散一定需要常备！相信孩子和父母都会喜欢上这个玉屏风散！

肖博士温馨提示

有一点必须说明的是，玉屏风散是用来增强人体正气以预防感冒的，只能预防不能治疗，如果已经患上感冒，一般不能用玉屏风散。因为它基本上是补的药，可能补足了邪气而正气因此更虚，从而加重感冒症状。就像敌军已经侵入，我们如果还盲目地空投补给，物资可能就补给敌军了，而自己没有得到好处，所以这点要切记。

咳嗽：风寒、风热、肺热、痰湿型咳嗽，要分清

孩子感冒咳嗽是常有的事情，因为他们的抵抗力和呼吸系统功能都比较差，稍不留心就会咳嗽，咳得厉害了，家长是干着急没办法。其实，孩子的咳嗽也分很多种，而且孩子每次咳嗽的类型可能都不一样，所以一定要分清咳嗽的类型，然后对症用药。

风寒型咳嗽怎么办

表现：咳嗽比较频繁，咳出来的痰颜色白而清晰，同时伴有怕冷、不出汗、鼻塞、流鼻涕等症状，严重的会有发烧头痛的表现。

方法：对这种类型的咳嗽，家长可选用杏苏止咳糖浆让孩子口服，该药有疏风散寒止咳的功效。

风热型咳嗽怎么办

表现：咳嗽声听起来很费劲，咳出来的痰是黄色的，很黏稠，有的孩子明明感觉喉咙里有痰，可就是咳不出来。而且孩子总是口渴，喉咙痛，严重时也会有发烧头痛的表现。

方法：这时候可以选用急支糖浆或是蛇胆川贝液，有疏风清热的作用。

肺热型咳嗽怎么办

表现：这种类型的咳嗽跟我们上面说到的风热型的咳嗽有些类似，比如，都是咳黄色黏稠的痰、发烧、口渴、咽喉干痛等，但是症状更加严重，甚至会流鼻血，小便颜色深黄，大便干燥，孩子的情绪会比较烦躁，哭闹不止。

方法：治疗这种咳嗽可以选用鲜竹沥口服液或是牛黄蛇胆川贝液。

痰湿型咳嗽怎么办

表现：每个孩子都是爸妈的心肝宝贝，为了让宝贝儿吃好喝好，爸妈们可是没少花心思。可是，宝贝们的脾胃太娇嫩了，吃得太多太油腻，脾胃就要罢工了！吃的东西吸收不了，消化不良都变成痰湿了。所以这种类型的咳嗽，通常还会有食欲不振、精神萎靡的表现。

方法：治疗要从根本上健脾、化痰、止咳，可以选用橘红痰咳颗粒或是二陈颗粒。

肺脾气虚型咳嗽怎么办

表现：有一种孩子，平常体质就很差，动不动就伤风感冒，咳嗽的声音听起来也是有气无力的，而且面色也不红润。

方法：这样的孩子需要用补中益气口服液，该药有健脾益气的作用。

孩子咳嗽的中成药外治法

还有几种中成药的外治法，对于治疗孩子的咳嗽效果也不错，您不妨试试：

1. 鲜竹沥：将浙贝母 5 克研成细末，用 1 支鲜竹沥调成稀糊，外敷在肚脐处，每天换药 1 次，连续 2 ～ 3 天，可以用于治疗风热型的咳嗽。

2. 伤湿止痛膏：将 1 张伤湿止痛膏贴在胸前剑突上，每天换药 1 次，连贴 3 ～ 5 天，可以起到止咳化痰的作用。

3. 生命肺宝贴膏：将 1 张贴膏贴在背部肺俞穴处，2 ～ 3 天换药 1 次。有保肺养肺的功效。

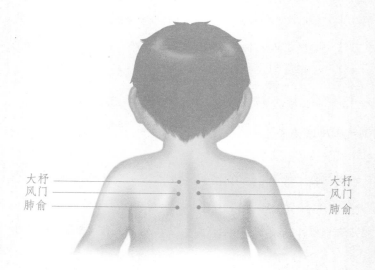

当然，如果孩子的咳嗽比较严重，而且体温也比较高的话，还是应该及时请医生系统地治疗，不要耽误了病情。

厌食：不想吃饭、消化不良和饮食无节的恶性循环

孩子厌食、腹胀、不消化，是家长最为头疼的事情之一。在中医看来，这里应该细分为两个病，一个叫厌食，一个叫积滞。

厌食和积滞怎么办

张家的小孩食欲下降，不想吃饭，即使在家长的要求下勉强吃了东西也不消化，还会产生肚子饱胀感，进而更不思饮食，这叫厌食。

李家总怕自家的小儿没有吃饱，认为多吃奶、多吃饭就能增强抵抗力，于是给孩子喂了母乳又喂牛奶，还给加鸡蛋、米糊。孩子太小没有节制，吃得过多，大量饮食积留在腹中，导致食欲下降，口臭，打嗝，吐酸水，肚腹胀满疼痛，大便或酸臭，或秘结，或稀

溏等，这叫积滞。

厌食和积滞两个病可以相互转化：脾胃虚弱，不想吃饭，吃了也不消化，饮食积滞而产生饱胀感；吃喝太多，肚子饱胀甚至疼痛，伤了脾胃功能，从而产生厌食情绪。如此恶性循环，孩子就会面黄肌瘦。

肖博士温馨提示

在选用中成药治疗前，请务必排除由其他疾病引起的厌食或者积滞，如果是其他脏腑的病变，就需要选用其他中成药来进行根治。

如果已经排除其他脏腑致病的原因，就可以外贴膏药来治疗饮食积滞。

孩子厌食腹胀，用贴积膏

贴积膏主要由鸡内金、牵牛子、阿魏等药组成。鸡内金是鸡胃的干燥内壁，消化能力很强；牵牛子苦寒有毒，既可通行大小便，还能消积滞和杀灭蛔虫等肠道寄生虫；阿魏为产自新疆沙漠地带的阿魏的树脂，苦而辛温，但是无毒，可消积散痞，杀虫，用于治疗肉食积滞、腹中痞块、虫积腹痛。

三药合用所制的贴积膏，主要功能是消积化痞，用于脾胃虚弱、饮食积滞而引起的腹痛胀满、食欲下降、面黄肌瘦、二便不调。此外，由于长期积滞而引起的小儿疳积，表现为身体消瘦、头发干枯、面色萎黄、肚腹长期膨隆胀满，甚至肚皮上青筋暴露，有的小孩还伴有异食癖，喜欢吃纸片、生米等物，这时候也可以用贴积膏外贴来治疗。

下面我们来看看贴积膏的使用方法及注意事项。

使用贴积膏的时候，要把膏药贴在神阙穴（肚脐）上。

贴药之前，最好将膏药加温软化，这样才能贴得更牢。每日1贴，用到症状完全消失之前即止。

对于局部有炎症，或者同时患有感冒的小儿禁止使用，待其他症状消失才可用。

贴积膏虽然是外用的膏药，但是显效很快。因为小孩脏腑稚嫩，而且"是药三分毒"，所以，觉得孩子快好了，就要马上停止使用。

中成药配合捏脊，让你的孩子吃得好

在这里，我顺便给您介绍一种防治小孩五脏六腑之疾病，特别是脾胃方面的疾病比较好的"捏脊法"。在使用上述中成药的同时，配合捏脊，效果会更好。

捏脊法最早记载于东晋葛洪所著《肘后备急方》，当时用来治疗腹痛。北京有个冯姓世家，世世代代专以捏脊治疗小儿疳积为业，人称"捏脊冯"，可见捏脊用处之大！

怎么捏呢？

让小孩俯卧露背，父母用双手拇指和食指，沿着脊椎两旁，从后背臀沟开始，一路边捏边推，一直到脖子处止住，如此反复捏推3次；然后从第4次开始，推捏两下，即轻轻提一下，如此边推捏边提至颈部，再反复3次；最后还可以爱抚一下孩子的整个头部，按按肾俞、足三里、涌泉等保健穴位（此处不再赘述具体取穴法）。捏脊时有两种手法：一种是食指在下，拇指在上；另外一种相反。读者可自己亲自试验揣摩，选择最适合自己孩子的一种捏法。

捏脊所过包括督脉及左右的足太阳膀胱经，所以捏脊能够调节五脏六腑和十二经脉，对儿童大有裨益，不仅对厌食、腹胀腹痛等消化道疾病有显著疗效，对小孩的其他疾病都可以起到辅助疗效。

因为我总是向我的朋友们推广介绍捏脊疗法，所以"小儿有病就捏脊"这个观念也已经深入朋友们的心里。

脾胃虚弱的小孩，可多给他捏捏脊柱中段附近的肝俞、胆俞、脾俞、胃俞等穴位。捏脊后孩子长得白白胖胖，面色红润。

长期咳喘的小孩，可加强捏提脊柱上段与肺系相关的大杼、风门、肺俞等穴位，一段时间后即可条畅呼吸，明显改善症状。

先天不足，发育不良，甚至遗尿、多动的小孩，可加强捏提命门、腰阳关、肾俞、气海俞、关元俞等穴位，小孩就会变得越来越聪明和强壮。

捏脊法每日可早晚施行 2 次，注意保暖防冻。如果家长手法轻柔而动作到位的话，小孩会很乐意享受每天的捏脊时光！爱孩子的你，赶紧去试试吧！

呕吐：脾胃娇嫩、发育不良，更需小心呵护

孩子因为身体发育机制不健全，胃肠道和神经反射功能不稳定，进食后常会因为各种原因而出现呕吐，同时还可能伴有消瘦和厌食等症状。

中成药对孩子因脾胃发育不良引起的呕吐有很好的治疗效果，不过，在使用中成药之前，您得分清呕吐的几种类型，对症用药。

伤食型呕吐怎么办

表现：腹胀，厌食，口气臭，呕吐物气味酸臭难闻，吐后会觉得比较舒服，便秘或者泻下不消化物。

内服法：可以用山楂麦曲颗粒冲服，有消食和止呕的作用。

外治法：将 1 ～ 2 粒山楂丸研碎，用米醋或者蛋清调成稀糊，外敷在肚脐处，用伤湿止痛膏固定好，每天换 1 贴，2 ～ 3 天即可。

胃寒型呕吐怎么办

表现：病程比较长，呕吐物为不消化的食物残渣，臭味不大，伴有面色苍白、手脚冰冷、怕冷、腹痛、腹泻等症状。

内服法：可以选藿香正气口服液，温中散寒，芳香止呕。

外治法：把适量的吴茱萸研成细末，用米醋或者蛋清调成稀糊，外敷在肚脐处，再用伤湿止痛膏固定好，贴1～4小时可以止吐。

胃热型呕吐怎么办

表现：饮食之后马上呕吐，呕吐物气味酸臭，口渴喜欢喝水，烦躁，不爱睡觉，哭闹不止。

内服法：可以选用葛根芩连口服液。

外治法：取2粒黄连胶囊，去掉胶囊外衣，将药粒放在肚脐处，用伤湿止痛膏固定好，每天1换，连续2～3天。

腹泻：温凉变化易伤脏腑，夏秋是高发期

小儿腹泻是指孩子原来的排便习惯改变，排便次数增多，粪便稀薄或含有脓血。由于孩子的脏腑比成人的要娇嫩得多，所以四季

寒暑温凉的变化都会导致小儿腹泻。一般夏秋季节是小儿腹泻的高发期，这两个时间段父母们应该高度注意。

小儿腹泻的类型有很多，根据病因的不同，大致可以分为以下几种类型。

伤食型腹泻怎么办

表现：厌食，腹痛腹胀，腹泻前小儿哭闹不止，泻后腹痛减轻，小儿的情绪也会比之前稳定。粪便气味酸臭难闻。

方法：可以选用保和口服液或者山楂丸口服。

风寒型腹泻怎么办

表现：便稀甚至像水样，臭味比较轻，腹泻之前有腹痛肠鸣，有的孩子可能还有发烧、怕冷和头痛的表现。

方法：可以选用藿香正气液口服。

湿热型腹泻怎么办

表现：大便泻下很急，大便气味很臭，小儿情绪烦躁，口渴，小便黄。

方法：可以选用葛根芩连口服液，有清热利湿止泻的作用。

脾肾阳虚腹泻怎么办

表现：有的孩子先天体质较差，每次腹泻时间都很长，甚至会因为长时间的腹泻而脱肛，除此之外还有四肢冰凉、精神不振等表现。

方法：可以选用四神丸口服，有温肾健脾的作用。

孩子腹泻的中成药外治法

1. 将 1 克云南白药粉加入浓度 60%～70% 的酒精中调成糊，敷在肚脐处，用伤湿止痛膏固定好，每天换药 3～4 次，连续 3 天，用于急性肠炎腹泻以及婴幼儿秋冬季节的腹泻。

2. 将 1 张伤湿止痛膏贴在小儿的肚脐处，并用热水袋热敷，注意温度不要太高，孩子的皮肤很娇嫩，千万不要烫伤了。每天 2～3 次，每次 10～15 分钟，连续 2～3 天。

3. 将 2 片小檗碱(黄连素)碾碎，加清水调成糊，外敷在肚脐处，用胶布固定好，每天换药 1～2 次，连续 1～2 天就可以了。

遗尿：五岁以后还尿床，要高度注意

凡凡是我一个朋友的儿子，今年 10 岁了还在尿床！一般来说小孩 5 岁以前，大脑尚未发育完全，遗尿是正常的。但是 10 岁还尿床的话，家长就要高度注意了。

我一边与朋友寒暄着，一边观察凡凡。他的个头在同龄孩子中算比较矮小的了，头发有点枯黄，脸色比较白，神情比较憔悴，不是那种调皮的小孩。朋友告诉我，凡凡每周都要尿床四五次，严重的时候每天晚上都尿床。

"凡凡，你尿床的时候是醒着的还是在做梦啊？"我边问边抓着他的小手腕来打脉。

"叔叔，我不知道，尿湿了就会醒来。"孩子怯生生地回答。

"那你晚上做梦多不多呀？"我又微笑着问他。

"不是很多，有时候梦见和小朋友一起玩。"

一番询问之后，我了解到，孩子出生时才 4 斤，说明可能有点先天不足。这孩子平时非常怕冷，睡觉睡不踏实，也不像别的小孩那样好好吃饭或者爱吃零食，而且经常往厕所跑，小便次数比较多，小便是清的，没有颜色。最主要的就是尿床了，而且，每次尿床后自己就醒了，睡觉也睡不好。

我给他把脉后发现他脉比较沉，跳得慢，观舌后发现舌质也是淡的。

上述症状结合起来，是一派虚寒之象，具体来说是脾肾亏虚，脾虚则吃饭不好，面无血色；肾虚则不能制约膀胱（肾属膀胱）。肾阳不足则气化功能失调，所以总是要小便，而且小便是清的；肾阴不足则头发干枯变黄。

我告诉朋友，孩子需要补一补，用缩泉丸就可以。

让孩子晚上不再遗尿，用缩泉丸

缩泉丸顾名思义，可以使尿道缩紧，将小便稳稳地储存在膀胱里面。这是一种用了一千多年的古方成药，主要用来治疗虚寒型小儿遗尿，对于一般的小儿遗尿也特别有效。

缩泉丸由山药、益智仁、乌药等组成。

山药是一味很好的药食同源的中药，气阴双补，可作用于肺、脾、肾三脏，此三脏久病之人，平时都可以用山药和大米一起熬粥喝。中医认为肺主通调水道，所有身体里跟水有关的疾病都与肺脏有关，所以治疗尿床也要兼顾到补补肺气。而且，山药还有收涩的作用，正体现了缩泉之意，是为君药。朋友听得津津有味，我于是继续解释。

益智仁，顾名思义，也是对孩子智力有所提高的。对于尿床，现代医学认为是大脑相关的机能尚未完全，我们中医就用益智仁来补一补。与山药的平性不同，益智仁比较辛温，就是热性的中药，可以温补脾肾二脏，可以治疗脾虚导致的拉肚子、肾虚的遗精和滑精、遗尿和尿频。

乌药主要是一味气药，前两味补气，这一味行气，一补一行，自然全身之气贯通。阳气更能温煦身体，身体里的水液化为气而消散，则尿频与遗尿次数均会大为减少。此外乌药也有温肾散寒的作用，我家乡的人冬天常去山里挖来乌药煮鸡蛋吃，又香又补，可使百病消除。

听我介绍完这3味药的功效，朋友已经喜笑颜开了！

我一次性给凡凡开了5瓶缩泉丸，因为缩泉丸是补虚性的药物，适合较长时间服用。

另外，如果孩子在睡梦中遗尿，小便黄臊，而且孩子性情急躁，或有夜间磨牙、面红目赤的症状，当属肝经湿热，应用龙胆泻肝丸治疗。

如果孩子尿床，但是尿频而量少，并且经常感觉疲劳、四肢无力、食欲不振，当属脾肺气虚，可以选用补中益气口服液治疗。

小儿遗尿的外治法

孩子老是尿床，如果您不愿意给孩子吃药的话，我再给您推荐三种外用的方法。

方法一：把金匮肾气丸1丸研成细末，用适量清水调匀，外敷在肚脐处，上面用干净的纱布包扎好，用胶布固定。每天换药1次，5天为1个疗程，连续用2～3个疗程。此法可以治疗肾虚型的遗尿。

方法二：取适量吴茱萸粉，用黄芪注射液调匀，外敷在肚脐处，用干净纱布和胶布包扎固定好，每天换药 1 次，5 天为 1 个疗程，连续用 2 ～ 3 个疗程。此法可以用来治疗脾肺气虚型的小儿遗尿。

方法三：用金樱子 30 克，煎水送服 3 克鸡内金粉，有特效。鸡内金能够消化整粒坚硬的谷子，可见其消化力之强！事实上，鸡内金不仅可以健胃消食，还能消化肿块和石头，可用于治疗泌尿结石。

遗尿的孩子该吃什么

同时我还告诉朋友一个药食的好法子。每隔一两天，用缩泉丸中益智仁和乌药两味药各 10 克，外加八角、茴香各 10 克，黑豆 50 克，装入洗净的猪小肚（猪膀胱）内，加水适量，煮至烂熟，去渣，让孩子吃膀胱和黑豆，喝汤。猪膀胱补人膀胱，这是以形补形；黑豆色黑入肾，且形似肾脏，亦是以形补形。

后来朋友告诉我，孩子一共吃了 10 盒缩泉丸就全好了！成绩也提高了！食疗如法炮制出来之后，香气扑鼻，不光孩子爱吃得不得了，大人都抵制不住诱惑，后来干脆全家一起吃。还真神了，吃了几次以后，之前妻子平时冬日里有几声咳嗽，有时用力过度还会把尿都挤出来，现在全好了。

对于尿床，还需要提醒家长注意几个问题：

- 要耐心教育患儿，不要斥责惩罚，更不能当众羞辱，应该充分鼓励患儿，让其消除怕羞和紧张情绪，树立不再尿床的信心。

- 晚上要控制小儿饮水量，睡着之后要按时唤醒小儿排尿 1 ～ 2 次，让其逐渐养成自己起来排尿的好习惯。

- 有些患儿平时吵闹，睡觉梦多而尿床，可引导其晚上饭后即安静下来，睡前给其讲讲情节平和的故事或放点轻柔的音乐，消除其亢盛的心肝之火。

- 有些久治不愈的尿床，很可能是因为孩子想要得到父母的更多关注，故意在半梦半醒甚至全醒的时候尿床；也有的是习惯成自然，反正有人来收拾，自己懒得起来排尿。所以一定要查实情况，耐心教育患儿。

其他：多动、易上火，是阴虚阳亢惹的祸

孩子调皮多动，用孔圣枕中丸

某日回家，亲人聚会，热闹非凡，确切地说，应该叫作吵闹。小姨家刚上小学五年级的儿子乐乐，实在是太过活跃了！只见他一会儿爬上沙发，一会儿又跳到地上，刚抢了一个小妹妹的洋娃娃，又一不小心碰翻了桌上的玻璃杯。我一把把他抱过来，只见其面色红赤，满头大汗，头发稀疏毛糙，头上囟门还有圈明显的印儿，似乎还没有完全长齐。

小姨无奈地跟我说，他上课不认真，老是讲话，耍小动作，回来做作业也不是很专心，成绩也不怎么样。而且，平时在家里不管有没有客人来他都比较吵闹、任性，两口子都管不住，感觉就要失去信心了。

一听这种情况，我怀疑他可能是多动症，于是就详细问了问。我了解到，他平时总是很兴奋的样子，动不动就出汗，脸也比较红，而且睡觉总爱说梦话，常常便秘，小便比较黄。

后来我强制他坐定几分钟给他把脉，发现他脉细数，舌红少苔，是一派肾（阴）虚肝（阳）亢之象。肾阴虚则阴液不足以充实脉道、润泽舌面，所以脉细、舌红少苔，大便也是干的。在太极图里，阴

阳本合抱而成一球，阴少了阳就占据更多的位置而表现出脉数（跳得快）、面红、心烦、多汗、急躁易怒等症状，这就叫作阴虚阳亢，具体到脏腑，一般是肾阴虚而肝阳亢。

我将这些症状解释给小姨听，并且将乐乐的囟门指给她看，确实是还没有完全长齐。

"囟门"是指婴儿出生时头顶的两块没有骨质的"天窗"，如果将手指轻轻放在囟门上，可以感觉到跳动。囟门分前后两处，后囟门一般在出生后 3 个月闭合，前囟门要到 1 岁半才闭合。闭合之后，如果小孩先天肾精充足，后天营养全面，发育良好，则很快可以完全长齐。囟门不齐，身材矮小，也是先天肾精不足的表现。总之，肾精不足则表现为一系列发育不良的症状。

其实乐乐的这一系列表现足可以诊断为儿童多动综合征。

乐乐是典型的儿童多动综合征，而且属于阴虚阳亢型的，这也是一般小朋友多动症的类型。一般来说，症见多动多语、急躁易怒、冲动任性、注意力不集中，但是动作笨拙，并有面红、心烦、多汗（有时手脚心也多汗）、盗汗（晚上睡觉出汗）、大便秘结、小便黄、舌红少苔或无苔、脉细数等。只要有上述大部分症状，即可诊断为阴虚阳亢证，这种情况下，可以用孔圣枕中丸来治疗。

孔圣枕中丸出自唐代医家孙思邈所著《备急千金要方》，"孔圣"当然是指孔子，此药原来是给读书人吃以补肾养心安神从而增长记性的，因为经常被藏在枕头中，故得此名。古代读书人讲求博闻强识，久坐诵读以求记忆，长此以往，则耗伤肾精，劳伤心神，导致阴虚阳亢之证。所以用龟板来补肾之阴，用龙骨来平肝潜阳，用远志来宁心安神，用石菖蒲来开窍醒神，孔圣枕中丸虽然只有4味药，但是效果非同凡响，所以被读书人奉为至宝，假托是孔圣人所创。

现在像乐乐这样的多动症，在中医看来病机也是一样的，读书人是后天耗伤（可能也有先天不足），乐乐之类是先天不足，但都是肾阴亏虚，肝阳亢盛之证。读书人是思虑过度引起，乐乐之类是童心所致，所以来找我看多动症的儿童，属于阴虚阳亢证的，我一般都开孔圣枕中丸。

当然，现在的学生也可以用孔圣枕中丸。他们学习任务繁重，心理压力也很大，孔圣枕中丸对他们是很有用处的，我敢说，比吃一般的补品效果要好得多。该药的临床效果也得到印证，这是千百年来读书人的圣药！

且回到乐乐这个病例。他吃了十来盒孔圣枕中丸后，加上家长和老师的耐心教导，情况已大为改善，已能做到该认真做事的时候不开小差，前额终于不见囟门的痕迹，睡眠也改善了，人明显乖了很多，成绩自然而然也得到了提高。

以后每次回家，小姨都很感谢我，称我在关键时刻解决了关键问题。现在的乐乐，已经是某省级重点中学的学生了，正在开心地学习和生活，朝着自己的人生目标一步步奋进。

此种类型的多动症，古方还可以用知柏地黄丸治疗，现代的中成药则有静灵口服液、小儿智力糖浆等。

若只见平时心悸易惊、失眠多梦、健忘者，可用柏子养心丸治疗。

孩子易上火，常饮七星茶

相信很多年轻的妈妈都有此感悟：孩子太容易上火了！

小宝宝通常每隔一段时间就会有大便干结酸臭，小便黄，有时脸上有红点点，半夜常常烦躁哭闹的表现，这些一般都是上火的症状。

为什么无忧无虑的孩子比紧张忙碌的大人更容易上火呢？很多人都把孩子上火归结于奶粉的问题，因为奶粉是烘干的，自然有热气在里面。这固然是一个原因，不过大部分还是生理上的原因。

中医认为孩子是"纯阳之体"，他们生命力旺盛，新陈代谢很快，生长发育迅速。孩子的心跳和脉象都比成人要快很多，平常也喜动少静，睡觉时身上很热，喜欢踢被子，这些都是孩子纯阳的佐证。

阳必须由阴来制约，否则阴阳失调、阳气过盛就会导致一系列上火症状：宝宝一时吃太多，乳食滞留在肚中，导致食欲不振、口臭、大便干结酸臭、脸上长红点，这是胃肠之火的表现；宝宝容易发脾气，动不动就哭闹，小便黄，这是肝火和心火的表现。

这时候，就该用小儿七星茶来清清宝宝体内之火了。

所谓"七星"，指的是山楂、稻芽、薏苡仁、淡竹叶、蝉蜕、钩藤和甘草 7 味中药。山楂开胃消食、活血行气，是一味老少皆宜的健康食品；稻芽健脾消食，与山楂同出一门；薏苡仁老百姓俗称薏米，可健脾祛湿利尿，也是老百姓很喜欢的药食同源之品；淡竹叶，质轻味淡，却是清热除烦利尿的佳品，能使心火从小便而出；蝉蜕就是知了蜕下的外壳，能祛散风热，解除惊风抽搐；钩藤清热平肝，息风定惊；甘草调和诸药。

从组方来看，小儿七星茶可以清心、肝、胃肠之火，从而治疗小儿消化不良、不思饮食、二便不畅、夜寐不安等症。

小儿七星茶组方温和，口味甘甜，安全有效，实为家庭必备之良药。除了上述病症之外，小儿发热、夜啼都可以使用。

有人说孩子不宜常喝凉茶，会有碍脾胃，影响成长，此话有理！但是我个人认为并不适合将小儿七星茶归入到凉茶范畴，它是可以治病的，也并非全是凉性之品，而是寓清于补。所以只要孩子有消化不良、不思饮食、二便不畅、夜寐不安等症，不管这些症状是单独出现还是成组出现，都可以放心地使用。当然，等到症状消失后就不用再喝了，毕竟孩子也不喜欢喝那些东西嘛。

就让这"七星"陪伴您家的宝宝健康成长吧！

〔索引〕

常见中成药
对应症状及使用方法

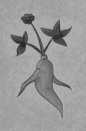

说明：本表格中未说明使用方法的药物，请您对照症状，按说明书服用，服用时请分清小儿和大人用量，其余注意事项，请参看第一章相关说明。

中成药	所治疾病、症状及使用方法	索引
艾附暖宫丸	虚寒痛经，脸色偏白，手脚冰凉，月经量少、色淡、偶有血块	第 228 页
安宫牛黄丸	中风后遗症，血压过高，常常觉得头昏脑涨，面赤耳鸣，大便秘结，小便黄短	第 176 页
八珍汤合剂	有气无力，脸色、嘴唇和指甲苍白	第 241 页
百合固金丸	风燥咳嗽，久咳干咳兼有腰膝酸软、头昏耳鸣	第 110 页
柏子养心丸	多动，亢奋，心悸易惊，失眠多梦，健忘	第 131 页
板蓝根颗粒	风热感冒，咽喉肿痛	第 099 页
	热毒侵袭导致的一些皮肤疾病 方法：板蓝根煎水内服或直接擦洗患处	第 099 页
保和丸	吃多了导致的拉肚子	第 146 页
	腹胀，厌食，头昏脑涨，不想吃饭 方法：1. 口服。2. 将 3～5 粒保和丸碾碎，加食醋调和，敷肚脐，每天 1 次	第 135 页
保和口服液	小儿伤食型腹泻：厌食，腹痛腹胀，腹泻前哭闹不止、泻后腹痛减轻，粪便气味酸臭难闻	第 273 页

中成药	所治疾病、症状及使用方法	索引
冰硼散	口舌生疮，咽喉疼，牙龈红肿，流口水，面颊肿大，伴有口臭、口渴，头痛，大便干，小便黄 方法：在患处吹敷冰硼散	第 202 页
	鼻塞，流鼻涕 方法：取适量冰硼散吹入鼻中	第 066 页
	慢性胆囊炎 方法：3 克冰硼散，用冷开水拌湿后，外敷在胆囊区肿胀疼痛处，包扎固定好，每天换药 1 次，连续 3 ～ 5 次	第 066 页
	流行性腮腺炎 方法：冰硼散 3 克，加少量凉开水拌湿后敷在肿胀明显处，纱布覆盖，胶布固定，2 ～ 3 天换药 1 次，坚持 5 天	第 066 页
	小儿咳喘 方法：内服平喘止咳药的同时，取适量冰硼散撒在小儿胸脊部，五指并拢向下推擦，直到皮肤发红，每天 1 ～ 2 次	第 067 页
	小儿瘙痒性皮肤病 方法：冰硼散外擦患处，每天 3 ～ 5 次，连续 3 ～ 5 天	第 067 页
	小儿化脓性中耳炎 方法：取少许冰硼散吹入患儿耳内，每日 2 次，5 日为一疗程，治疗 2 ～ 3 个疗程	第 067 页
	阴道滴虫 方法：0.1% ～ 0.2% 醋溶液冲洗阴道并擦干，将冰硼散适量涂于患处	第 067 页
	外阴瘙痒 方法：局部涂擦冰硼散，每天 2 次，溃破者可先用 1 ：100 新洁尔灭液洗净擦干，然后外涂用香油调好的冰硼散油	第 067 页

中成药	所治疾病、症状及使用方法	索引
冰硼散	阴囊湿疹 方法：适量的冰硼散外撒在患处，每天 3 ～ 5 次，连续 3 ～ 5 天	第 067 页
	慢性咽炎 方法：对着红肿的部位喷撒，每日 3 ～ 5 次，连续 3 ～ 5 天	第 206 页
补阳还五口服液	中风后遗症，舌质黯淡，有瘀斑瘀点，气虚，舌苔白，半身不遂，口眼歪斜，不能言语，口角流涎甚至大小便失禁	第 176 页
	男性阳痿，面色晦暗，少气懒言，会阴部胀痛	第 250 页
补中益气丸	气不顺、气不足导致的便秘，使劲用力都拉不出来，觉得气不够，用力就会出汗，同时伴有精神疲倦、四肢乏力、少气懒言 方法：1. 口服。2. 将 1 粒补中益气丸碾成细末，敷在肚脐处，外面用干净的纱布包扎好，胶布固定。每天换药 1 次，连续 7 ～ 10 次	第 148 页
	吃饭少，大便溏稀，无臭味，觉得气不足，懒得说话	第 238 页
	中气下陷证，胃下垂，子宫脱垂，脱肛等	第 152 页
	发热，自汗，头痛	第 152 页
	产后恶露量多、稀薄、颜色淡，小腹空坠，神情疲惫，气不足，不愿说话 方法：口服或将补中益气丸碾碎，白醋调匀，敷肚脐	第 235 页
	小儿脾肺气虚型咳嗽：平常体质差，动不动就伤风感冒，咳嗽声音有气无力，面色不红润	第 265 页
参桂再造丸	肝肾亏虚型颈椎病，颈部酸沉，时常头晕目眩，视物模糊 方法：每次服用半丸，一天 2 次	第 185 页
参苓白术散	吃饭少，也拉肚子，总是有气无力，面色姜黄	第 146 页

中成药	所治疾病、症状及使用方法	索引
柴胡疏肝散	胸胁疼痛，胸闷，爱叹气，心情抑郁或者容易发怒，嗳气，没有痰湿和湿热	第 221 页
陈夏六君子丸	平时消化功能不好的人，即使没吃什么东西，也没有外感的症状，还是总觉得肚子饱饱的，不想吃东西	第 137 页
川芎茶调丸（散）	风寒感冒引起的头痛：头痛连同脖子后面疼痛，遇风遇寒则加剧，伴有鼻塞	第 163 页
苁蓉通便口服液	老人大便艰涩，小便清长，四肢冰凉，喜热怕冷或腰膝酸冷	第 149 页
大补阴丸	男性性生活中突然被人打断，惊恐之下而成阳痿，同时还伴有胆怯心惊、失眠多梦的症状	第 251 页
大活络丹	气血亏虚的老年人及妇女的风湿痹证，身体虚弱，伴有少气懒言、脸色苍白、头晕目眩	第 183 页
	肩周炎，肩部疼痛部位不固定，严重的不能梳头，活动后疼痛加剧，上肢活动不灵活	第 185 页
当归苦参丸	粉刺，酒糟鼻	第 214 页
	粉刺，酒糟鼻，患处皮肤暗红，多见于熬夜者方法：当归苦参丸，加服知柏地黄丸	第 215 页
调经丸	实证痛经：月经时小腹胀痛，胸胁乳房胀痛，性格急躁方法：口服或将其碾碎用白醋调匀，加三七粉或云南白药 3 ～ 5 克，外敷在肚脐处，外用医用胶布固定	第 230 页
独活寄生丸	关节疼痛，兼有比较严重的头晕目眩、腰膝酸软方法：独活寄生丸加六味地黄丸内服	第 186 页
耳聋左慈丸	肾虚型耳鸣：耳朵里有咝咝的蝉鸣声，用手指压住耳朵时，耳鸣减弱，伴有腰膝酸软、性欲减退、舌淡白、脉沉细无力	第 198 页
二陈颗粒	小儿痰湿型咳嗽：咳嗽，食欲不振，没精神	第 265 页
二陈丸	风寒咳嗽，多发生于冬季，痰白而清稀，怕冷，发热，头部像被紧裹着一样痛，鼻塞流涕，舌苔薄而白	第 107 页

中成药	所治疾病、症状及使用方法	索引
二妙丸	湿热引起的腿脚酸软，沉重无力，舌苔黄腻浊，小便发黄 风湿性关节炎，足膝红肿热痛，脚气，脚癣，下肢溃疡，糖尿病足，坐骨神经痛，湿热腰痛，湿疹等各种皮肤病，老年瘙痒症，酒糟鼻，湿热引起的女性外阴瘙痒、白带异常、急慢性泌尿系感染、月经不调、盆腔炎，男性阴囊湿疹、生殖器疱疹、急慢性前列腺炎、阳痿、睾丸炎或附睾丸炎，以及腹泻、痢疾、肠炎、黄疸、肝炎、湿热型胃炎和胃溃疡等	第 169 页
防风通圣丸	风热感冒，头昏头痛，眼睛红，口干，咽喉肿痛，偶尔大声咳嗽，咳黄稠痰，兼有大便秘结，小便黄短	第 091 页
风油精	伤风感冒引起的头痛 方法：风油精直接涂擦人中、太阳、印堂等穴位，每天 1～2 次	第 059 页
	小儿发热 方法：1 毫升风油精和 20～30 毫升的冷开水混合均匀，擦浴患儿上下肢体两侧、背部、腋下以及四肢关节屈侧。边擦边揉，每次擦 7～8 分钟，间隔 15 分钟以后再进行第二次擦浴	第 059 页
	腹痛 方法：几滴风油精滴在肚脐内，用伤湿止痛膏固定，每天 2～3 次	第 059 页
	头昏脑涨，失眠 方法：将风油精分别涂擦在两侧太阳穴和两侧风池穴	第 060 页
	轻度烫伤 方法：将风油精直接滴敷在烫伤处，每隔 3～4 小时滴敷 1 次	第 060 页

中成药	所治疾病、症状及使用方法	索引
风油精	冻疮（未破） 方法：将风油精均匀地涂在患处，每天涂擦 2 ～ 3 次，坚持 2 ～ 3 天	第 060 页
	肛门瘙痒 方法：温水洗净患处，用药棉蘸少许风油精涂擦肛门周围	第 060 页
	中暑 方法：风油精外涂在两侧太阳穴	第 060 页
	足癣 方法：温水洗脚擦干后涂擦患处。如有水泡，可先用针灸针将水泡刺破，用药棉吸净，再涂风油精，每天 1 ～ 2 次，坚持 3 ～ 5 天	第 060 页
	牙痛 方法：消毒棉球蘸风油精药液浸透后放置在患处上下牙齿之间咬紧，一般 15 ～ 30 分钟即可止痛，为了巩固疗效可以连续进行 3 ～ 5 次	第 061 页
	血热型痛经 方法：清凉油适量，涂擦在肚脐处。每天 2 ～ 3 次，连续 2 ～ 3 天	第 061 页
	口角溃疡 方法：风油精每天 3 次外擦患处，连续 2 ～ 3 天	第 061 页
	鸡眼 方法：将患处硬茧削去，用药棉蘸风油精敷上，胶布固定。每天换药 1 次，连用 15 天左右	第 061 页
	风热头痛，胀痛欲裂，伴有发热、怕风、面红口渴 方法：涂擦太阳穴、大椎穴	第 164 页
妇科千金片	女性阴部瘙痒，小腹胀痛，带下量多、色黄质稠、臭秽伴有小腹疼痛、腰骶酸痛、神疲乏力等症状的慢性盆腔炎、子宫内膜炎或慢性宫颈炎 注意：白带稀、无臭；感冒期间、经期不宜服用	第 223 页

中成药	所治疾病、症状及使用方法	索引
妇科千金片	年轻人慢性前列腺炎，尿黄，尿道灼热疼痛，阴部刺痛，舌质紫暗或有瘀斑 方法：与云南白药胶囊同时服用	第 253 页
	年轻人纵欲过度或手淫过度，伴有腰膝酸软、头晕耳鸣，前列腺液卵磷脂小体减少甚至消失 方法：与知柏地黄丸同时服用	第 254 页
附子理中丸	脾胃虚寒，体形瘦长，消化不良，怕冷，手脚冰凉，大便清稀、无臭，吃饭少，不消化 方法：1. 口服。2. 附子理中丸或桂附理中丸碾碎，加生姜汁调匀，敷肚脐，用伤湿止痛膏固定	第 132 页
	腹部冷痛，用手按着或用暖水袋敷就会感到舒服些，时常呕吐清水，大便稀薄，手脚冰凉	第 135 页
复方黄松洗液	阴道炎 方法：将 15 毫升复方黄松洗液加入温水中，坐浴，每天 2 次，坚持 1 周左右	第 225 页
复方枣仁胶囊	总是心情郁闷，失眠 方法：2 粒复方枣仁胶囊，去掉胶囊外衣，将药粒放在肚脐中，外面用伤湿止痛膏固定好，每天换药 1 次，连续 3 ~ 5 天	第 158 页
牛黄清胃丸	胃热炽盛型 2 型糖尿病，吃得多容易饿，形体消瘦，大便秘结，舌苔黄而干燥	第 173 页
甘露消毒丹	发热，口渴，咽喉肿痛，舌苔腻、颜色白或稍黄，腮腺炎，眼睛发黄，精神不振，胸闷腹胀，身体发热，四肢发酸，小便黄、总是排不干净，甚至小便末尾出现滴白，大便泻泄等	第 166 页
葛根芩连口服液	小儿胃热型呕吐：吃饭后马上呕吐，呕吐物气味酸臭，口渴喜欢喝水，烦躁，不爱睡觉，哭闹不止	第 272 页
	小儿湿热型腹泻：大便泻急，气味臭，小儿情绪烦躁，口渴，小便黄	第 273 页

中成药	所治疾病、症状及使用方法	索引
葛根芩连片	湿热型的痤疮：脸部油滑，疮色鲜红，夏秋季节常易拉肚子	第 216 页
	湿热型的泄泻：肚子痛，排便很急，势如水注，轰隆有声，拉出来的是黄褐色的水样便，便臭，肛门有灼热感，总有拉不完的感觉。有时候伴有烦热口渴，小便黄而短赤	第 142 页
根痛平颗粒	肩周炎，肩部疼痛部位不固定，严重的不能梳头，活动后疼痛加剧，上肢活动不灵活	第 185 页
宫血宁胶囊	产后恶露量多、质黏稠、有臭味，伴有口燥咽干	第 235 页
狗皮膏药	跌打损伤（皮肤未破损），闪腰岔气 方法：直接贴在患处	第 049 页
	受寒肚子痛 方法：以肚脐为中心贴上	第 049 页
	经行腹痛 方法：先用生姜切片擦患处皮肤，再以肚脐为中心贴上膏药。注意：膏药撕下以后，皮肤的污滞会自己消掉，或者也可以用酒精或食醋弄掉。贴膏药过敏，不可涂万花油或者消毒酒精，可用氟轻松或者皮炎平软膏外涂	第 050 页
骨刺消痛涂膜剂	颈椎病，阴雨天或着凉后，颈背部疼痛加重 方法：骨刺消痛涂膜剂，每天 2～3 次，涂抹在痛处	第 185 页
骨质增生一贴灵	血瘀型的颈椎病，以刺痛为主，疼痛剧烈，疼痛的部位固定，严重的出现肢体麻木、舌质暗紫	第 185 页
归脾丸	吃不好，睡不好，精神疲倦，头晕目眩，心脏经常怦怦地跳得很快，健忘，气短乏力，面色萎黄，舌质淡，脉细弱等	第 130 页
	心脾两虚型失眠：吃饭少，睡不好，心神不安，失眠多梦、醒后不易入睡，心悸，健忘，不想吃饭，胃脘胀闷，面色苍白，神情疲惫，肢体困倦	第 157 页

中成药	所治疾病、症状及使用方法	索引
桂龙咳喘宁胶囊	受风寒后咳喘，痰液白	第 112 页
桂枝茯苓丸	脸色暗，嘴唇暗，舌质暗、有瘀斑，月经颜色暗红、有血块，乳房胀痛，有包块或囊肿	第 236 页
桂枝汤（合剂）	风寒感冒：发热，头痛，鼻塞，流清涕，出汗	第 084 页
花红片	产后恶露量多、质黏稠、有臭味，伴有口燥咽干	第 235 页
黄连胶囊	心肾不交型失眠：思虑太过，常常失眠，伴有心烦口渴、口舌生疮、大便干结 方法：将 2 粒黄连胶囊，去掉胶囊外衣，用适量米醋调成稀糊，外敷在双脚底的涌泉穴，包扎固定好，每晚 1 次，连续 3 ～ 5 天	第 159 页
	小儿胃热型呕吐：吃饭后马上呕吐，呕吐物气味酸臭，口渴喜欢喝水，烦躁，不爱睡觉，哭闹不止 方法：取 2 粒，去掉胶囊外衣，将药粒放在小儿肚脐处，用伤湿止痛膏固定好，每天 1 换，连续 2 ～ 3 天	第 272 页
黄连上清丸	体内热毒炽盛引起的头痛：头痛伴有目赤耳鸣、咽喉肿痛、口舌生疮、牙龈肿痛、大便燥结	第 165 页
小檗碱（黄连素）片	急性肠炎导致的泄泻 方法：将 2 粒小檗碱（黄连素）片研成细末，加入适量的清水调成糊，外敷在脐部，胶布固定好，每天换药 1 ～ 2 次，连续 1 ～ 2 天	第 146 页
黄芪注射液	气虚、气不顺、气不足导致便秘，使劲用力都拉不出来 方法：取黄芪注射液 1 ～ 2 支，升麻 5 克。将升麻研成细末，用黄芪注射液调均匀，外敷在肚脐处，用敷料包扎好，用胶布固定，每天换 1 次药，连续 5 ～ 7 天	第 150 页
	脾肺气虚型小儿遗尿 方法：将吴茱萸粉用黄芪注射液调匀，外敷在肚脐处，包扎固定好，每天换药 1 次，5 天为 1 个疗程，连续 2 ～ 3 个疗程	第 277 页

中成药	所治疾病、症状及使用方法	索引
黄氏响声丸	咽喉肿痛，痰多	第 205 页
藿香正气口服液	小儿胃寒型呕吐：呕吐病程较长，呕吐物为不消化的食物残渣，臭味不大。伴有面色苍白、手脚冰凉、怕冷、腹痛、腹泻等症状	第 272 页
藿香正气散（水）	风寒感冒引起的头痛：头痛连同脖子后面疼痛，遇风遇寒则加剧，伴有鼻塞	第 163 页
	空调病后拉肚子	第 146 页
藿香正气水	痔疮 方法：将 20 毫升藿香正气水用 1000 毫升凉白开水稀释，用药棉蘸着，轻擦患处，每天 2～3 次	第 189 页
	风寒感冒 方法：1. 喝藿香正气水。2.15～30 克藿香正气散用开水泡开频饮	第 037 页
	胃肠感冒	第 037 页
	水土不服	第 037 页
	手癣，足癣 方法：直接拿药水涂擦，一天 3～5 次	第 037 页
	小儿呕吐 方法：1. 用藿香正气水将吴茱萸粉末调成糊，敷肚脐，用伤湿止痛膏固定。每天换 1 次药，连续敷 3 天左右。2. 将纱布在藿香正气水里面浸泡一下，敷在肚脐上，每天换 1 次药，连续敷 3 天左右	第 038 页
	小儿腹痛 方法：用藿香正气水将吴茱萸粉调成糊状，敷在肚脐上，外用伤湿止痛膏固定。每天换 1 次药，坚持 2～3 天	第 038 页
	小儿腹泻 方法：丁香和肉桂各等份，研末，取适量用藿香正气水调匀，敷肚脐，再用伤湿止痛膏固定。每天换 1 次药，连续 3 天	第 038 页

中成药	所治疾病、症状及使用方法	索引
藿香正气水	**小儿厌食** 方法：将适量吴茱萸粉用藿香正气水调成糊，敷肚脐，用伤湿止痛膏固定。每天换 1 次药，坚持 3 天左右	第 038 页
	男性阴囊湿疹 方法：藿香正气水涂擦患处，每天 3 ～ 5 次，连续3 ～ 5 天	第 038 页
	老年人皮肤瘙痒症 方法：将 2 ～ 3 支藿香正气液加入洗澡水中，每天2 ～ 3 次，连续 5 ～ 7 天	第 039 页
	荨麻疹 方法：用消毒棉签蘸药液外擦瘙痒处，每天 3 ～ 5 次，坚持 3 ～ 5 天	第 039 页
	小儿风寒感冒：清鼻涕，舌苔白，口渴喜喝热饮，或渴而不想喝水 方法：1 ～ 2 支藿香正气水倒在温水里，给孩子泡脚，早晚各一次，每次 10 ～ 20 分钟，坚持泡 2 天左右	第 038 页
	胃胀，恶心，呕吐，反酸 方法：藿香正气水适量调药艾绒，敷肚脐，外用伤湿止痛膏固定	第 140 页
藿香正气液	**小儿风寒型腹泻**：便稀似水样，臭味轻，腹泻前腹痛肠鸣或发烧、怕冷、头痛	第 273 页
急支糖浆	**小儿风热咳嗽**：咳嗽费劲，痰黄，黏稠，有痰咳不出来，口渴，喉咙痛，严重时发烧头痛	第 264 页
洁尔阴洗液	**阴道炎** 方法：将 10 毫升洁尔阴洗液加入 100 毫升温水中，调成药液，用消毒棉球蘸着药液擦洗外阴部，每天 1 次，7 天为一个疗程，坚持 2 个疗程	第 225 页

中成药	所治疾病、症状及使用方法	索引
金黄散	心情烦躁、郁闷，乳房胀痛，有增生或肿块 方法：金黄散研成末，用凡士林调匀，敷在乳房胀痛或增生处。2 天换 1 次药，坚持 2 ～ 4 周	第 237 页
	热痹：关节活动不利，热痛，局部发红发热，用手一摸就可以感觉得到 方法：金黄散适量，清茶调成稀糊状，外敷于红肿热痛的关节之上，并用敷料包扎，每日 1 次	第 181 页
	流行性腮腺炎 方法：取金黄散适量，用陈醋或凡士林适量调成糊状，外敷患处，每天换药 1 次	第 068 页
	风湿性关节炎 方法：金黄散适量，加水调成稠糊，摊在油纸上，药膏厚 5 ～ 7 毫米，外贴患处，每天换药 1 次。一般涂擦 1 ～ 3 天	第 068 页
	疥疮 方法：金黄散 100 克、精制硫黄粉 10 克，猪油调和，涂擦在疥疮上。每天 1 次，连续用药 3 ～ 7 天	第 069 页
	跌打损伤 方法：金黄散与鲜猪胆汁调拌成糊状，摊在敷料上外贴患处。每天换药 1 次，连用 7 ～ 12 天	第 069 页
	丹毒 方法：金黄散和米醋调匀，敷患处，每天换药 2 次，连续 3 ～ 7 天	第 069 页
	酒糟鼻 方法：鼻头局部清洗后，取适量金黄散，用清水调匀外敷患处，每天 2 ～ 3 次，连续 2 ～ 3 天	第 069 页
	乳腺小叶增生 方法：金黄散，研细，用凡士林调匀，外敷乳腺增生处，包扎固定好，2 天换药 1 次，连续 2 ～ 4 周	第 069 页

中成药	所治疾病、症状及使用方法	索引
金匮肾气丸	小儿肾虚型遗尿 方法：1 粒药丸研成细末，清水调匀，外敷在肚脐处，包扎固定好。每天换药 1 次，5 天为 1 个疗程，连续 2～3 个疗程	第 277 页
	冠心病病人心悸气短，四肢发冷，胸前区疼痛，腰膝酸软	第 117 页
金匮肾气丸（无糖型）	阴阳两虚型 2 型糖尿病：尿频量多，混浊如脂膏，面色发黑，腰膝酸软，四肢发冷，男子阳痿，女子小腹、胞宫自感寒冷	第 174 页
金芪降糖胶囊（片）	胃热炽盛型 2 型糖尿病：吃得多容易饿，形体消瘦，大便秘结，舌苔黄而干燥	第 173 页
金樱子膏	尿频、尿失禁，腰膝酸软，行动迟缓，不怕冷	第 125 页
京万红软膏	痔疮 方法：温水清洗患处后，用京万红软膏涂患处。每天 2～3 次	第 189 页
	轻度烧伤，烫伤，灼伤 方法：无菌生理盐水清洗创面，无菌棉签蘸上软膏涂抹到患处，最后用消毒纱布包扎伤口。初期每天换药 1 次，症状减轻后两天换药 1 次	第 051 页
	外科伤口感染 方法：无菌生理盐水清洗创面，无菌棉签蘸上软膏涂抹到患处，最后用消毒纱布包扎伤口	第 052 页
	糖尿病足和褥疮 方法：医用生理盐水冲洗患处后，用京万红软膏涂在无菌纱布上，敷在患处，包扎好，每天或者隔天换药 1 次	第 052 页
	痤疮，毛囊炎，带状疱疹	第 053 页
	尿布皮炎 方法：将药膏均匀涂擦患处，每天换药 1 次	第 053 页

中成药	所治疾病、症状及使用方法	索引
京万红软膏	阴痒 方法：每天涂 3 ~ 4 次，10 天为一个疗程，坚持 1 ~ 2 个疗程	第 053 页
	虫咬皮炎 方法：每天换药 1 次，轻的 1 ~ 3 天，重的坚持涂抹 5 ~ 7 天	第 053 页
	痔疮肛裂 方法：将药膏直接涂在肛门处	第 053 页
颈复康颗粒	颈椎病，阴雨天或着凉后颈背部疼痛加重	第 185 页
九味羌活丸（颗粒）	风寒感冒引起的头痛：头痛连同脖子后面疼痛，遇风遇寒则加剧，伴有鼻塞	第 163 页
橘红痰咳颗粒	小儿痰湿型咳嗽：咳嗽，食欲不振，没精神	第 265 页
橘红丸	风热咳嗽，痰多不易咳出。多发生在春、夏季，苔薄黄，兼有口渴，咽痛，或伴有发热头痛，怕风，出汗	第 108 页
孔圣枕中丸	小儿亢奋、多动，注意力不集中，爱出汗，爱说梦话，便秘，小便黄	第 281 页
硫黄软膏	斑秃、脱发、须发早白，同时伴有腰酸腿软，夜尿多，便秘，男性性功能障碍 方法：生半夏 15 克，20% 的硫黄软膏 100 克，用松节油调成糊，涂擦患处	第 194 页
六神丸	牙龈红肿，流口水，面颊肿大，伴有口臭、口渴，头痛，大便干，小便黄 方法：六神丸碾碎，加白醋调和，敷颊车、翳风两穴	第 202 页
	咽喉肿痛	第 033 页

中成药	所治疾病、症状及使用方法	索引
六神丸	**流行性腮腺炎** 方法：1. 口服六神丸，每次 5 ～ 8 粒，每天 3 次。2.10 粒六神丸研碎，以食醋调和涂患处，每天换 1 次药，3 天可愈	第 033 页
	口腔溃疡 方法：口服或取六神丸适量，用食醋浸泡化开，卫生棉签蘸取适量直接敷于溃疡面	第 033 页
	蚊虫叮咬 方法：几粒六神丸用食醋化开，直接涂于皮肤	第 033 页
	痛风 方法：六神丸研成细末，每次 1 丸，与大黄粉和清水调匀。将制好的膏剂敷在患处，每日换药 1 ～ 2 次，坚持 1 周左右	第 033 页
	急性附睾炎 方法：5 粒六神丸与 10 克大黄研成细末，加米醋调成稀糊，外敷阴囊肿胀处，包扎好。每天换 1 次药，5 天为一个疗程，坚持 2 ～ 3 个疗程	第 034 页
	粉刺 方法：10 ～ 15 粒六神丸研成细末，与 1 瓶绿药膏混合均匀，涂在粉刺局部、双手心和双足心涌泉穴。晚上敷，早上取下，每天 1 次，30 天为一个疗程，坚持 1 ～ 2 个疗程	第 034 页
	痱子 方法：5 ～ 10 粒六神丸，研细，加入洗澡水中，预防起痱子	第 034 页
	睑腺炎（麦粒肿） 方法：10 粒六神丸，研成细末，把消炎平膏摊平，将药粉倒在上面，外敷患处，包扎固定好。每天换药 1 次，坚持 3 ～ 5 天	第 034 页

中成药	所治疾病、症状及使用方法	索引
六神丸	带状疱疹 方法：六神丸研成细末，米醋调成糊，局部消毒后，将药糊涂在患处，包扎固定好。每天换药 1 次，连续 5 ～ 7 天	第 035 页
	淋巴结炎 方法：10 粒六神丸与适量大黄粉加清水调成糊外敷在患处，包扎固定，每天换药 1 次，连续 5 天	第 035 页
六味地黄丸	肾虚	第 039 页
	血精	第 041 页
	糖尿病 方法：口服六味地黄口服液，每次 1 支，每天 3 次	第 042 页
	妇女更年期综合征 方法：每天 1 丸，早晚各服半丸，服用 3 个月	第 042 页
	病理性室性早搏	第 042 页
	复发型口疮 方法：每次 1 丸，每天 2 ～ 3 次	第 042 页
	眼病	第 042 页
	肾虚型腰痛 方法：每次 9 克，每天 3 次，口服	第 043 页
	阴虚阳亢：午后定时发热，五心烦热，口干舌燥	第 121 页
	更年期低热，或自觉发热而实际体温正常，或者动辄发热汗出，腰膝酸软	第 098 页
六味地黄丸 （无糖型）	肾阴虚型 2 型糖尿病，尿频量多，混浊如脂膏，兼有腰、膝酸软，口干舌燥，大便秘结，舌红少苔或无苔，脉沉而细、跳动迅速	第 174 页

中成药	所治疾病、症状及使用方法	索引
六一散	湿热型泄泻 方法：1. 六一散一小包（6 克），开水调服或者包煎水服用，无效可追加一包。2. 六一散加藿香正气水适量调匀（刚湿即可），外敷在肚脐处，每日 1 次	第 142 页
龙胆泻肝丸	肝郁化火型失眠：急躁易怒，胸胁疼痛，口干口苦 方法：单独服用或可与逍遥丸同时服用	第 158 页
	头昏脑涨，眼睛发红，耳鸣耳聋，口苦，或伴有胸痛，或伴有阴部湿痒、小便黄、阴肿。女性白带发黄、黏稠、有臭味。男性睾丸肿痛，阳痿，早泄等 注意：妇女避开经期使用；脾胃虚寒者少用；病好即停药，不可多服	第 167 页
	小儿遗尿，小便黄燥，性情急躁，夜间磨牙，面红目赤	第 277 页
	耳聋往往突然发作，耳鸣自觉声音很大，用手按住不会减弱，有时声音还会增大，烦躁易怒，口苦咽干，面红目赤	第 200 页
麻杏甘石合剂	咳嗽浓痰，呼吸急促，鼻翼翕动，面赤唇红，大便秘结，小便黄短	第 112 页
麻子仁丸	各种便秘	第 148 页
马应龙麝香痔疮膏	外痔：发炎，疼痛，肿块，红肿热痛，肛门周围长有大小不等、形状不一的皮赘 混合痔兼有内外痔，直肠黏膜及皮肤脱出、坠胀、疼痛、反复感染 方法：1. 每日早晚及大便后用温水洗净患处，若是内痔，可先轻轻地挤入 2 克左右药膏入肛门内。2. 若是外痔和肛裂，局部洗净后将此药膏直接涂敷患处即可	第 188 页
木瓜丸	虚寒型痹证，颈肩不适，腰腿疼痛，阴雨天加重，遇暖则轻，关节疼痛，肿胀，屈伸不利，肢体麻木，腰膝酸软	第 179 页

中成药	所治疾病、症状及使用方法	索引
木香顺气丸	气郁不舒，胸闷，呕吐腹痛，大便不通畅	第 221 页
念慈庵蜜炼川贝枇杷膏	风燥咳嗽：干咳，咽喉燥痛，鼻唇干燥	第 110 页
尿感宁颗粒（冲剂）	尿路感染，尿频、尿急、尿痛、尿不尽 方法：开水冲服，一次 15 克，一日 3 ~ 4 次	第 226 页
牛黄上清丸	中风后遗症，血压过高，常常觉得头昏脑涨，面赤耳鸣，大便秘结，小便黄短	第 176 页
	体内热毒炽盛引起的头痛伴有目赤耳鸣、咽喉肿痛、口舌生疮、牙龈肿痛、大便燥结	第 165 页
牛黄蛇胆川贝液	肺热型咳嗽，咳痰色黄、黏稠，发烧，口渴，咽喉干痛。症状加重时会流鼻血，小便深黄，大便干燥	第 265 页
女金丸	实证痛经，月经时小腹胀痛，胸胁乳房胀痛，性格急躁 方法：口服或碾碎加白醋调匀，加三七粉或云南白药 3 ~ 5 克，外敷肚脐处，外用医用胶布固定	第 230 页
暖脐膏	受寒导致的腹泻，稍稍受寒就双手捧着肚子要上厕所 方法：暖脐膏加温软化，贴敷肚脐，每天换药 1 次，连续 3 天	第 144 页
片仔癀	热毒血瘀，痈疽疔疮，无名肿毒，跌打损伤，烧伤烫伤 方法：1. 口服。2. 冷开水或者食醋调匀外敷患处	第 103 页
七宝美髯丸	斑秃，脱发，须发早白，同时伴有腰酸腿软，夜尿多，便秘，男性性功能障碍	第 192 页
七星茶	小儿上火，发热，大便干结酸臭，小便黄，脸上有红点点，半夜烦躁哭闹	第 283 页
气滞胃痛颗粒（胶囊）	长期闷闷不乐，慢性胃炎，胃痛胃胀，嗳声叹气，打嗝，两胁胀痛，大便不爽	第 139 页

中成药	所治疾病、症状及使用方法	索引
千柏鼻炎片	实证慢性鼻炎：鼻塞，鼻涕黄脓、量多，嗅觉减退，口苦，咽干	第 208 页
青蒿鳖甲片	持续不断、不明原因地发热，在 38 摄氏度以下。晚上发热早上凉，或者下午发热，热退之后没有汗出，兼有口渴，舌红少苔，脉细而跳得很快 方法：1. 内服。2. 青蒿鳖甲片两粒，碾碎并加入白醋少量混匀，用普通医用胶带敷贴双侧涌泉穴	第 096 页
清气化痰丸	风热咳嗽，痰多而黄稠，多发生在春、夏季，咳嗽痰黄而浓稠，苔薄黄，兼有口渴，咽痛，或伴有发热头痛，怕风，出汗	第 109 页
清热暗疮丸	粉刺，酒糟鼻，皮肤热象比较突出，皮肤鲜红，疼痛明显	第 215 页
清胃黄连丸	胃热炽盛型 2 型糖尿病，吃得多容易饿，形体消瘦，大便秘结，舌苔黄而干燥	第 173 页
	牙龈红肿，流口水，面颊肿大，伴有口臭、口渴，头痛大便干，小便黄	第 201 页
清心明目上清丸	结膜充血，眼睛刺痒、发红、灼热，伴有头痛、发热，舌质较红，苔薄黄或薄白	第 195 页
清眩片（丸）	风热头痛：胀痛欲裂，伴有发热、怕风、面红口渴	第 164 页
全鹿丸	尿频、尿失禁，腰膝酸软，行动迟缓，怕冷	第 124 页
人参败毒散	身体虚弱，怕冷发热，头痛无汗，肢体酸痛，口苦微渴，神疲乏力 方法：1. 内服。2. 2 ～ 3 粒人参败毒散碾碎，加醋调成膏状，敷肚脐，用伤湿止痛膏固定	第 085 页
如意金黄散	疮疡初起，无名肿毒，红肿热痛，未溃烂	第 211 页
润肠丸	血虚引起便秘，大便燥结，面色苍白，头晕目眩	第 149 页

中成药	所治疾病、症状及使用方法	索引
三黄	面红目赤，口舌生疮，牙龈肿痛，烦热胸闷，鼻子出血，吐血，便血和尿血	第 074 页
	疮疡肿毒 方法：三黄液外洗已经溃破的疮疡肿毒。如果尚未溃破，可将三黄片研末外敷	第 074 页
	粉刺，轻度烧伤，外阴溃疡 方法：三黄液或三黄煎剂外用	第 074 页
	孩子便秘 方法：2 粒三黄片研成细末，用米醋调成稀糊，放在伤湿止痛膏上，贴在肚脐处，10 ～ 15 小时后取下	第 074 页
三金片	男性阳痿，伴有下肢困重、小便黄短、大便稀薄、口苦黏腻、舌苔黄腻	第 251 页
三妙丸	湿热侵袭下肢引起的下肢沉重，足膝红肿热痛，或麻木，或小便黄、大便黏腻等	第 170 页
三七胶囊	肩周炎，肩部疼痛部位不固定，严重的不能梳头，活动后疼痛加剧，上肢活动不灵活	第 185 页
桑菊感冒片	风热感冒，咳嗽，微热，口干口苦，咽喉肿痛	第 090 页
山楂麦曲颗粒	小儿伤食型呕吐：腹胀，厌食，口气臭，呕吐物气味酸臭难闻，吐后会觉得比较舒服，便秘或者泻下不消化物	第 271 页
山楂丸	小儿伤食型呕吐：腹胀，厌食，口气臭，呕吐物气味酸臭难闻，吐后会觉得比较舒服，便秘或者泻下不消化物 方法：将 1 ～ 2 粒山楂丸研碎，用米醋或者蛋清调成稀糊，外敷肚脐，用伤湿止痛膏固定好，每天换 1 贴，2 ～ 3 天即可	第 271 页

中成药	所治疾病、症状及使用方法	索引
山楂丸	小儿伤食型腹泻，厌食，腹痛腹胀，腹泻前哭闹不止，粪便气味酸臭难闻，泻后腹痛减轻、情绪稳定	第 273 页
伤湿止痛膏	小儿咳嗽 方法：将 1 张伤湿止痛膏贴在胸前剑突，每天换药 1 次，连贴 3 ～ 5 天	第 266 页
	小儿腹泻 方法：1 张伤湿止痛膏贴在小儿的肚脐处，用热水袋敷。每天 2 ～ 3 次，每次 10 ～ 15 分钟，连续 2 ～ 3 天	第 274 页
	虚寒痛经，脸色偏白，手脚冰凉，月经量少，色淡，偶尔还有血块，来月经时小腹疼痛 方法：脐下正中和臀沟上正中各贴一片，并用暖水袋熨烫	第 229 页
	风湿引起的头痛，吃饭不好，胸闷 方法：伤湿止痛膏贴太阳穴和颈部	第 164 页
	结膜充血，眼睛刺痒、发红、灼热，伴有头痛、发热。舌质较红，苔薄黄或薄白 方法：吴茱萸加清水调匀，放在伤湿止痛膏上，敷肚脐或脚心。每天换 1 次药	第 196 页
	慢性咽炎 方法：1. 将一张伤湿止痛膏直接贴在天突穴，每天换 1 次药，连贴 3 天。2. 将适量的吴茱萸加清水调成糊状，外敷脚心或肚脐，用伤湿止痛膏固定。每天换 1 次药，坚持 1 周左右	第 206 页
	心悸，胸闷，心绞痛 方法：七厘散加白酒调成糊，放在伤湿止痛膏上，贴心前区疼痛处	第 116 页

中成药	所治疾病、症状及使用方法	索引
伤湿止痛膏	风寒咳嗽，多发生于冬季，痰白而清稀，怕冷，发热，头部像被紧裹着一样痛，鼻塞流涕，舌苔薄而白 方法：把伤湿止痛膏剪成一寸见方的小片。将大蒜捣成泥状，放在剪好的膏片上，贴到大杼、风门、肺俞、天突等穴位。每次 2 穴，每日 1 ~ 2 次	第 108 页
	没有红肿热痛的风湿疼痛 方法：温水擦洗患处，每天贴 1 片。冬天，把膏药跟塑料膜分离后，先用火烤烤再贴	第 054 页
	晕车晕船 方法：一寸见方的伤湿止痛膏，贴在肚脐和两手臂的内关穴上	第 055 页
	脾胃虚寒 方法：一寸见方的伤湿止痛膏，贴在肚脐和中脘穴上	第 056 页
	慢性咽炎 方法：一小片伤湿止痛膏贴天突穴，一日 1 小片	第 056 页
	冻疮（未溃破） 方法：洗净患处，再用伤湿止痛膏盖住患处，两三天即好	第 056 页
	咳嗽 方法：1. 每晚洗脚后，将 1 枚大蒜捣烂，放在伤湿止痛膏上，敷涌泉穴。脚心有强烈刺激感时取下。坚持 3 ~ 5 天。2. 伤湿止痛膏直接贴在胸前的剑突，每天换 1 次药	第 057 页
	高血压 方法：粉状的吴茱萸用米醋调成糊，敷肚脐处，外用伤湿止痛膏固定。24 小时换 1 次药，5 天一个疗程，坚持 2 ~ 3 个疗程	第 057 页
	小儿呕吐 方法：适量吴茱萸粉末，用米醋或蛋清调成糊，敷在肚脐上，用伤湿止痛膏固定，一般贴 4 个小时	第 057 页

中成药	所治疾病、症状及使用方法	索引
伤湿止痛膏	**小儿腹痛** 方法：吴茱萸粉用米醋或蛋清调成糊，敷在肚脐上，用伤湿止痛膏固定，每天换药 1 次，连续 2～3 天	第 057 页
	小儿腹泻 方法：将 1 张伤湿止痛膏贴在孩子的肚脐处，然后用热水袋热敷，每天 2～3 次，每次 15 分钟左右，坚持敷 2～3 天	第 057 页
	小儿流口水 方法：适量研成末的吴茱萸放在肚脐处，外用伤湿止痛膏固定，每天换药 1 次，坚持 3～5 天	第 057 页
	小儿厌食 方法：吴茱萸粉末用米醋或蛋清调成糊，敷在肚脐处，再用伤湿止痛膏固定，每天换 1 次药	第 057 页
	小儿夜啼 方法：适量粉状吴茱萸加米醋调成糊，放在伤湿止痛膏上，敷双脚涌泉穴和肚脐，每天换 1 次药，连续 3～5 天	第 058 页
	睑腺炎（麦粒肿） 方法：适量吴茱萸研成末，用清水调匀，外敷肚脐或双脚涌泉穴，用伤湿止痛膏固定好，每天换药 1 次，坚持 5～7 天	第 058 页
	鼻窦炎 方法：适量的吴茱萸研成细末，用清水调匀，外敷肚脐或双脚心涌泉穴，用伤湿止痛膏固定好，每天换 1 次药，坚持 5～7 天	第 058 页
	肌注后局部硬结 方法：取 1～2 张伤湿止痛膏外贴在硬结处，每天换 1 次，连续 3～5 天	第 058 页
牛黄蛇胆川贝液	小儿肺热咳嗽：咳嗽费劲，痰黄，黏稠，有痰咳不出来，口渴，喉咙痛，严重时发烧头痛	第 265 页

中成药	所治疾病、症状及使用方法	索引
麝香保心丸	心悸，胸闷，心绞痛	第 115 页
麝香风湿膏	风寒咳嗽：痰白稀清，发热，鼻塞，流鼻涕 方法：先把麝香风湿膏剪成一寸见方的小片。把适量藿香正气水倒入药艾绒，用预先剪好的膏片将艾绒敷在大杼、风门、肺俞、天突等穴位。每次 2 穴，每日 1 ～ 2 次	第 108 页
麝香追风膏	风湿性关节炎 方法：将麝香追风膏或云南白药贴膏、伤湿止痛膏外敷在疼痛的关节上，每天 1 换。贴上后可局部湿热敷	第 186 页
伸筋丹胶囊	血瘀型的颈椎病，以刺痛为主，疼痛剧烈，疼痛的部位固定，严重的出现肢体麻木、舌质暗紫	第 185 页
生化丸	产后受寒导致的恶露不绝、夹有血块、小腹冷痛	第 234 页
生脉饮颗粒（胶囊）	胸前区疼痛，心悸气短，自汗，口干而不想喝水，舌质红而舌苔少	第 117 页
生命肺宝贴膏	小儿咳嗽 方法：将 1 张贴膏贴在背部肺俞穴处，2 ～ 3 天换药 1 次	第 266 页
十全大补丸	寒证气血两虚：少气懒言，脸色和指甲苍白，怕冷	第 247 页
双柏散	皮肤发红瘙痒，划伤，各种胀痛	第 212 页
双黄连口服液	咳喘，舌苔黄，痰黄，或口干，咽喉痛，发热等	第 112 页
双料喉风散	阴部瘙痒 方法：局部常规清洗后喷至阴道内及外阴瘙痒处。每天 1 次，坚持 7 ～ 10 天	第 224 页
	慢性咽炎 方法：对着红肿的部位喷撒，每日 3 ～ 5 次，连续 3 ～ 5 天	第 206 页
四君子颗粒	脸色苍白，瘦弱单薄无力吃饭少，消化不好，大便稀	第 127 页
四君子丸	气虚：有气无力，懒得说话，吃饭少，大便溏薄，无臭味，四肢乏力，或伴有低热、自汗、头痛	第 238 页

中成药	所治疾病、症状及使用方法	索引
四妙丸	湿热侵袭下肢引起的下肢沉重，足膝红肿热痛，或麻木，或小便黄、大便黏腻等	第 180 页
四神丸	小儿脾肾阳虚腹泻：孩子先天体质差，四肢冰凉，精神不振，每次腹泻时间长，甚至脱肛	第 274 页
	五更泄泻：总在黎明之时腹痛发作，还伴随着肚子咕咕作响，拉出来的大便甚至有未消化的食物	第 145 页
四物汤（合剂）	血虚：脸色比较苍白，嘴唇和指甲没有血色，常头晕、失眠，女性有比较厉害的痛经	第 240 页
苏合香丸或冠心苏合丸	冠心病病人遇寒或受凉后胸痛加剧，脸色苍白，手脚冰冷，不自觉地冒冷汗	第 117 页
苏子降气丸	风寒咳嗽，多发生于冬季，痰白而清稀，怕冷，发热，头部像被紧裹着一样痛，鼻塞流涕，舌苔薄而白	第 107 页
缩泉丸	小儿遗尿，头发枯黄，脸色白，非常怕冷，睡不踏实，不好好吃饭，小便次数多、色清	第 276 页
	老年人前列腺炎，怕冷，夜尿多	第 253 页
天麻钩藤颗粒	高血压患者，眩晕，面红目赤，心烦易怒，口干口苦，大便秘结 方法：配合服用降压药	第 164 页
	中风后遗症，血压过高，常常觉得头昏脑涨，面赤耳鸣，大便秘结，小便黄短	第 176 页
天麻胶囊（丸、片）	风湿引起的头痛：肢体困重，吃饭不好，胸闷	第 164 页
天王补心丹	心肾不交型失眠：思虑太过，常常失眠，伴有手足心热、心烦口渴、口舌生疮、大便干结、舌红少苔	第 154 页
	阳痿，伴有口腔溃疡、手心脚心有汗、疲惫、心悸、失眠、健忘 方法：用吴茱萸丸，贴涌泉穴，每晚贴 1 粒，贴 3 天，先引火下行。然后服用天王补心丹大蜜丸，每次 1 丸，每日 2 次	第 250 页

中成药	所治疾病、症状及使用方法	索引
田七 药物牙膏	风热感冒，咽干口苦，口腔溃疡和长口疮 方法：取田七药物牙膏，每日 3 次涂擦患处	第 091 页
甜梦胶囊	老年人失眠健忘，头昏耳鸣，视力听力衰退，食欲不振，心慌气短，腰膝酸软	第 156 页
贴积膏	小儿脾胃虚弱、饮食积滞引起的腹痛胀满、食欲下降、面黄肌瘦、二便不调	第 269 页
	小儿长期积滞引起的身体消瘦、头发干枯、面色萎黄、肚腹长期膨隆胀满，甚至肚皮上青筋暴露 方法：将膏药加温软化，贴在肚脐上。每日 1 贴，用到症状快好即止。对于局部有炎症，或者同时患有感冒的小儿禁止使用	第 269 页
铁笛丸	喉咙不够润，口干，声音嘶哑，咽喉肿痛	第 205 页
通窍鼻炎片	虚证慢性鼻炎：身体较虚，易伤风感冒，鼻塞不通	第 208 页
通心络胶囊	心气亏虚，血液淤积在心，血络不通，心胸部刺痛	第 115 页
万花油	肩周炎，肩部疼痛部位不固定，严重的不能梳头，活动后疼痛加剧，上肢活动不灵活 方法：局部涂抹	第 185 页
温胆片	痰热内扰型失眠：头重，痰多，胸闷，虚烦不得眠，或伴有口苦、目眩、嗳气等 方法：与小柴胡片或冲剂同时服用	第 157 页
温胆汤	经常胃部不适、胃痛、吐酸水，同时伴有胸闷痰多、心烦易怒，失眠多梦，非常容易受惊吓	第 140 页
乌鸡白凤丸	女性气血两亏引起的月经不调，月经量少、色淡，经行腹痛，崩漏带下，小腹冷痛，体虚乏力，头晕目眩，脸色苍白，乏力怕冷，腰膝酸软，产后虚弱，阴虚盗汗或阴虚发热等症 男性脸色苍白，腰膝酸软，全身乏力等 注意：肥胖者、女性白带过多或色黄者不宜服用	第 244 页

中成药	所治疾病、症状及使用方法	索引
五子衍宗丸	男性不育，平时怕冷，腰酸腿疼，容易疲劳，小便清长，性欲减退，阳痿早泄，精子数目少，成活率低，活动力差 方法：五子衍宗丸加金匮肾气丸（补阳药）	第 246 页
	男性不育，不怕冷，总觉得有点热，手脚心易出汗，腰膝酸软，头晕耳鸣，精液量少，精子数少、活动力差或者精液液化时间长，畸形精子多，属于肾阴虚型 方法：五子衍宗丸加左归丸（补阴药）或六味地黄丸按说明服用	第 246 页
	男性不育，平时不爱说话，易烦躁，常叹气，两胁胀痛，泛酸，性欲低下，阳痿，甚至性生活时不能射精，精子稀少，活动力弱，属于肝气郁结型 方法：与柴胡疏肝散或者逍遥丸（疏肝理气药）同时服用	第 246 页
	男性不育，神疲乏力，少气懒言，脸色苍白 方法：五子衍宗丸加十全大补丸	第 247 页
	男性不育，早泄，性欲亢进，烦躁，口苦而黏腻，小便黄 方法：龙胆泻肝丸或者萆薢分清饮先祛除湿热，再服五子衍宗丸	第 247 页
西瓜霜喷剂	阴部瘙痒 方法：局部清洗后喷至阴道内及外阴瘙痒处。每天 1 次，坚持 7 ~ 10 天	第 224 页
豨莶丸或豨桐丸	关节活动不利，热痛，局部发红发热，这种红热用手一摸就可以感觉得到	第 181 页
下乳涌泉散	产后没有奶水	第 232 页

中成药	所治疾病、症状及使用方法	索引
鲜竹沥	小儿风热型咳嗽 方法：将浙贝母 5 克研成细末，用 1 支鲜竹沥调成稀糊，外敷在肚脐处，每天换药 1 次，连续 2 ~ 3 天	第 266 页
鲜竹沥口服液	小儿肺热型咳嗽：咳痰色黄、黏稠，发烧，口渴，咽喉干痛。症状加重时会流鼻血，小便深黄，大便干燥，情绪烦躁，哭闹不止	第 265 页
鲜竹沥水	风热咳嗽，兼有口渴、咽痛，或伴有发热头痛、怕风、出汗 川贝母 8 克研末，鲜竹沥水 1 支，混匀成糊状，外敷于肚脐处，每日 1 次，坚持 3 ~ 5 次	第 109 页
香附丸	心情烦躁、郁闷，乳房胀痛，有增生或肿块 方法：将 3 ~ 5 粒香附丸研成末，与消炎镇痛膏一起调匀，敷在乳房胀痛或者增生的位置，包扎固定好 建议 2 天换 1 次药，坚持 2 ~ 4 周	第 237 页
香砂六君子丸	平时消化功能不好的人，即使没吃什么东西，也没有外感的症状，还是总感觉肚子饱饱的，不想吃东西	第 137 页
香砂养胃丸	胃胀，恶心，呕吐，泛酸	第 138 页
消渴丸	2 型糖尿病，口渴老想喝水，容易饿，吃得多，易疲惫，烦热盗汗 方法：餐前半小时口服，1 日 3 次，每次 5 粒，出现疗效时，可逐渐减少至每日 2 次的维持量。届时晚上尽量不服	第 172 页
逍遥丸	胸闷胸胀，头晕目眩，食欲不振，月经不调等 方法：1. 口服逍遥丸，一次 2 ~ 4 粒，一天 3 次。2. 逍遥口服液每支 10 毫升，每日 2 次。3. 逍遥颗粒，每次 15 克，一日 2 次	第 044 页
	乳腺小叶增生 方法：口服，每次 9 克，每日 2 次。3 天后症状未缓解，尽快就诊	第 045 页

中成药	所治疾病、症状及使用方法	索引
逍遥丸	雀斑 方法：每天吃一次逍遥丸，每次 9 克	第 045 页
	胃痛 方法：1. 口服，每次 9 克，每天 3 次。2.10 粒逍遥丸研细，用适量的清水调成糊，敷肚脐，上面放置少许食盐，再用黄豆粒大小的艾粒灸，每次灸 3～5 壮，隔一天灸一次，连续 1～3 天	第 045 页
	慢性胆囊炎 方法：每次 9 克，每天 3 次，口服	第 046 页
	生气后腹泻 方法：每次 6～9 克，每天 3 次，口服	第 046 页
	阳痿 方法：口服，每次 10 克，每天 3 次	第 046 页
	男性更年期综合征 方法：每次 10 克，每天 2 次，口服	第 046 页
	郁闷、生气、食欲不振引发的血虚两胁胀痛，头昏目眩，咽干口燥，脾胃功能弱，疲倦乏力，女性月经不调，乳房胀痛	第 219 页
	长期闷闷不乐，慢性胃炎，胃痛胃胀，唉声叹气，打嗝，两胁胀痛，大便不爽	第 139 页
小柴胡冲剂	一会儿冷一会儿热，心烦意乱，总觉得胸部闷闷的，不舒服，有时候甚至会口渴	第 104 页
小儿感冒颗粒	小儿风热感冒：鼻涕浊，咽喉红肿，舌苔黄，喜冷饮	第 259 页
小儿清感灵片	小儿外感风寒引起的发热怕冷，无汗，头痛，咳嗽痰多等	第 257 页
小儿至宝丸	小儿风寒感冒：清鼻涕，舌苔白，口渴喜喝热饮，或渴而不想喝水	第 257 页

中成药	所治疾病、症状及使用方法	索引
小活络丹	长期的风湿，关节屈伸不利，疼痛游走不定，或者中风后手足麻木，日久不愈，腰腿沉重疼痛，无伤正气	第 182 页
	肩周炎，肩部疼痛部位不固定，严重的不能梳头，活动后疼痛加剧，上肢活动不灵活	第 185 页
小青龙合剂	小儿风寒感冒：清鼻涕，舌苔白，口渴喜喝热饮，或渴而不想喝水 方法：10 毫升小青龙合剂倒进泡脚水中，每天早晚各泡脚十余分钟	第 258 页
小青龙颗粒或合剂	风寒感冒：发热，头痛，鼻塞，流清涕，不出汗 方法：1. 内服小青龙颗粒或合剂。2. 小青龙合剂 20 毫升 / 次，混入适量热水中，早晚各泡脚 15 ～ 20 分钟	第 083 页
硝苯地平（心痛定）片	心悸，胸闷，心绞痛 方法：4 粒碾碎硝苯地平（心痛定）片，放在伤湿止痛膏上，贴在心前区或心俞疼痛处	第 116 页
杏苏止咳糖浆	小儿风寒咳嗽：频繁咳嗽，痰白而清，怕冷，不出汗，鼻塞，流鼻涕等，严重的发烧头痛	第 264 页
血府逐瘀胶囊	瘀血阻络型失眠：多梦，晚上睡觉老醒，醒了还没坐稳又想睡，如此反复。伴有嘴唇、舌质紫暗，胸闷心痛等	第 158 页
血栓通或血塞通	心脑血管堵塞，头晕，肢体麻木，胸闷，刺痛	第 119 页
养阴清肺丸	风燥咳嗽，多发生在秋季，干咳少痰，痰少而黏稠，很难咳出，痰中带血，咽喉干燥疼痛，鼻燥咽干	第 109 页
银翘解毒片（丸）	风热头痛，胀痛欲裂，伴有发热、怕风、面红口渴	第 164 页
	风热感冒，咳嗽，微热，口干口苦，咽喉肿痛 方法：1. 口服。2. 两粒银翘解毒丸碾碎，加适量白醋调成膏状，用麝香风湿膏固定，贴敷大杼、风门、肺俞和涌泉	第 089 页

中成药	所治疾病、症状及使用方法	索引
银翘 解毒片（丸）	小儿风热感冒：鼻涕浊，咽喉红肿，舌苔黄，喜冷饮 方法：一粒银翘解毒丸碾碎，加适量白醋调成膏状，用一小片麝香风湿膏敷贴到大杼、风门、肺俞、涌泉等穴位，一次取 2 穴，每日 1～2 次	第 259 页
右归丸 （无糖型）	阴阳两虚型 2 型糖尿病：尿频量多，混浊如脂膏，面色发黑，腰、膝酸软，四肢发冷，男子阳痿，女子小腹、胞宫自感寒冷	第 174 页
右归丸	冠心病病人心悸气短、四肢发冷、胸前区疼痛、腰膝酸软	第 117 页
	肾阳虚：虚寒怕冷，四肢冰凉，腰膝酸软，面色苍白	第 123 页
玉屏 风散颗粒	孩子身体差，总是感冒，自汗和盗汗，每次出完汗后都觉得身体虚，像没有力气一样，吃饭也不好。过敏性鼻炎（喷嚏、鼻痒、流涕和鼻塞等症状），头昏，失眠，厌食等 方法：自汗盗汗严重的可与龙牡壮骨颗粒一起冲服	第 261 页
越鞠丸	心情不好引起的全身不爽，食欲不振，胸闷，脘腹胀痛，不消化，吞酸呕吐	第 220 页
云南白药	产后受寒导致的恶露不绝、夹有血块，小腹冷痛 方法：白醋调匀云南白药，敷肚脐	第 235 页
	泄泻 方法：云南白药粉 1 克，加清水调成糊，敷肚脐，用伤湿止痛膏固定好。每天换药 1～2 次，连续 3 天	第 141 页
	外痔 方法：将适量的云南白药与 75% 的酒精调匀，外敷在患处	第 189 页
	关节、肌肤疼痛固定不移、麻木不仁，舌苔有瘀点或瘀斑 方法：1. 内服。2. 云南白药膏贴敷	第 181 页

中成药	所治疾病、症状及使用方法	索引
云南白药	跌打损伤，出血 方法：开水送服。每次 0.25 ～ 0.5 克，每日 4 次（成人量）	第 028 页
	跌打损伤，未出血 方法：温黄酒送服。每次 0.25 ～ 0.5 克，每日 4 次（成人量）	第 028 页
	跌打损伤较重者 方法：1. 先取"保险子"一粒，以酒送服，再服药粉。 2. 直接外敷（已化脓者不宜用）	第 028 页
	闭经，月经不调，经血过多，崩漏，血带，产后瘀血 方法：温黄酒送服，每次 0.25 ～ 0.5 克，每日 4 次。 经血过多和崩漏者宜温开水送服	第 028 页
	慢性胃炎和消化性溃疡出血 云南白药散或胶囊 0.5 克，温开水一次送服	第 028 页
	产后恶露不尽 方法：每次 0.25 ～ 0.5 克，每日 3 ～ 4 次，以酒或白开水送服	第 028 页
	冻疮 方法：1. 用白酒调敷适量白药散外敷常患冻疮处。2. 若冻疮已溃破，则将白药粉直接撒在患处	第 028 页
	咽喉肿痛 方法：0.25 克云南白药吹入咽喉红肿处	第 029 页
	扁桃体炎 方法：每次 0.3 ～ 0.4 克，每日 3 ～ 4 次，温开水送服，5 天为一个疗程	第 029 页
	湿疹 方法：茶油涂擦，去痂，用 100 克野菊花和少许盐煎水洗患处，稍干后把云南白药粉涂在患处	第 029 页

中成药	所治疾病、症状及使用方法	索引
云南白药	**牙痛** 方法：云南白药加温开水调成糊，塞在龋洞、牙周及牙根部	第 029 页
	婴儿脐炎 方法：生理盐水洗去患处分泌物，1 克云南白药粉均匀撒在患处，消毒纱布包扎，隔日换药 1 次	第 029 页
	婴幼儿腹泻 方法：1 克云南白药粉加 70% 的酒精调成糊，敷于脐窝，固定，每天换药 2 次	第 029 页
	腮腺炎 方法：云南白药粉适量，加食醋或黄酒调成糊，涂于患处，每日 3 次，2 ～ 3 日即可见效	第 029 页
	烧烫伤 方法：云南白药粉适量，用菜油、茶水调成稀糊状，敷于患处，每日 3 次	第 029 页
	褥疮 方法：云南白药粉溶于 75% 酒精中调成稀糊，医用卫生棉签蘸取糊状药液，涂抹患处，每日 3 ～ 4 次	第 029 页
	口腔溃疡 方法：少许云南白药吹敷或涂在黏膜溃疡面上，每日 3 ～ 6 次。轻者当日见效，重者 4 天	第 030 页
	带状疱疹 方法：云南白药适量，用菜油或食醋调成糊状，直接敷满患处，每日 2 次，一周左右皮损结痂愈合	第 030 页
	外痔初起 方法：云南白药用酒或 5% 酒精调成糊状，涂于患处，每日 3 ～ 5 次，一周左右即可	第 030 页

中成药	所治疾病、症状及使用方法	索引
云南白药	输液后静脉炎 方法：云南白药适量，用酒调成糊状，敷于患处，纱布固定，24 小时更换 1 次，干后滴酒，以保持湿润，10 日可愈	第 030 页
	小儿急性肠炎腹泻以及婴幼儿秋冬季节腹泻 方法：1 克云南白药粉加入 60％～ 70％的酒精中调成糊，敷在肚脐处，用伤湿止痛膏固定，每天换药 3 ～ 4 次，连续 3 天	第 274 页
	中风后遗症，局部疼痛 方法：取适量云南白药酊直接涂在疼痛处，然后用热毛巾或暖水袋外敷。每天 2 ～ 3 次	第 178 页
	肩周炎，肩部疼痛部位不固定，严重的不能梳头，活动后疼痛加剧，上肢活动不灵活	第 185 页
脏连丸	内痔：不痛，便血，痔核脱出，大便困难，便后擦不干净、有坠胀感，肛裂出血，肛门灼热，痔疮肿痛	第 187 页
泽桂癃爽片或胶囊	慢性前列腺炎，前列腺增生	第 253 页
正骨水	肩周炎，肩部疼痛部位不固定，严重的不能梳头，活动后疼痛加剧，上肢活动不灵活	第 185 页
	跌打损伤	第 063 页
正骨水	血瘀型痹证，关节疼痛 方法：局部清洗后，直接正骨水涂擦患处，然后用热毛巾外敷	第 063 页
	末梢神经炎 方法：适量正骨水倒入热水盆中洗浴，每天 1 ～ 2 次，然后用热毛巾湿敷膝关节，每次 10 ～ 30 分钟	第 063 页

中成药	所治疾病、症状及使用方法	索引
正骨水	痔疮 方法：芒硝、生地黄各 50 克，红花 30 克，用水煎煮后取药汁适量，在排便后、睡前各坐浴 15 分钟，然后在血栓表面用正骨水涂擦，每天 1 次，连续 2 ~ 3 周	第 063 页
	关节疼痛 方法：适量正骨水用纱布浸透后外敷疼痛部位，包扎固定后用热水袋热敷，每次 10 ~ 30 分钟，每天换药 1 次，7 天为 1 个疗程，连续 2 ~ 3 个疗程	第 064 页
正红花油	肩周炎，肩部疼痛部位不固定，严重的不能梳头，活动后疼痛加剧，上肢活动不灵活	第 185 页
正天丸	月经时小腹痛，喜欢用手按，经血量少、颜色暗、偶尔有血块，同时伴有头痛或慢性鼻炎	第 231 页
	多种类型的头痛	第 160 页
知柏地黄丸	男性阳痿，伴有下肢困重、小便黄短、大便稀薄、口苦黏腻、舌苔黄腻	第 251 页
痔疮内消丸	内痔，同时有大便不通	第 188 页
痔康片	内痔，同时有大便不通	第 188 页
中华跌打丸	中风后遗症，局部疼痛 方法：把 1 ~ 2 粒中华跌打丸研碎，用白酒调匀直接外敷在疼痛处，包扎固定，每日换药	第 178 页
中华跌打丸	挫伤筋骨，新旧瘀患，创伤出血，风湿瘀痛	第 071 页
	胃痛，舌质紫暗，有瘀斑 方法：每次 1 丸，每天 2 次，口服	第 071 页

中成药	所治疾病、症状及使用方法	索引
中华跌打丸	慢性胆囊炎，伴有肋部疼痛，部位比较固定，胃胀痛，舌色暗 方法：口服，每次1丸，每天3次	第 071 页
	瘀血性腰痛 方法：6粒中华跌打丸研碎，加白酒搅拌成稀糊，外敷痛处，包扎固定，每天换药1次，5次为一个疗程，连续3～5个疗程	第 071 页
	末梢神经炎 方法：取5～7丸，研细，加白酒调成糊状外敷在患处，外面用纱布、胶布固定好，每天1换，连续3～7天	第 071 页
	青紫瘀斑型冻疮，且无溃破 方法：取5～7丸，研细，加白酒调成糊状外敷在患处，外面用纱布，胶布固定好，每天1换，连续3～7天	第 072 页
	腰椎病 方法：取1～2丸中华跌打丸，研细，加白酒适量调成稀糊，将药糊均匀地涂在患处，用敷料包扎，胶布固定好，每天换药1次，外敷时在敷料上滴上白酒，保持湿润，连续敷7～10次	第 072 页
中华风湿片	颈椎病，阴雨天或着凉后，颈背部疼痛加重	第 185 页
知柏地黄丸	低热 方法：知柏地黄丸两粒，碾碎并加入白醋少量混匀，用普通医用胶带敷贴双侧涌泉穴	第 098 页

中成药	所治疾病、症状及使用方法	索引
左归丸	肾阴虚，腰膝酸软，头晕耳鸣	第 121 页
左归丸（无糖型）	肾阴虚型 2 型糖尿病：尿频量多，混浊如脂膏，兼有腰、膝酸软，口干舌燥，大便秘结，舌红少苔或无苔，脉沉而细、跳动迅速	第 174 页